Heyne Report ...

HEYNE BÜCHER

In derselben Reihe erschienen außerdem als Heyne-Taschenbuch

Wallraff/Hagen: *Was wollt ihr denn, ihr lebt ja noch* · Band 10/1
Karin Arndt: *Der erste Mann in meinem Leben* · Band 10/2
Wilfried Nelles: *Das rote Tuch* · Band 10/3
Jennings Michael Burch: *Tiere sperren sie nur nachts ein* · Band 10/4
Anton-Andreas Guha: *Schild oder Waffe?* · Band 10/6
Peter Lanzendorf: *Medien von morgen* · Band 10/8
Jacques Leibowitch: *AIDS* · Band 10/9
Anton Kovacic: *Suppe genug, aber Seele kaputt* · Band 10/10
Lea Fleischmann: *Dies ist nicht mein Land* · Band 10/11
Gudrun Lukasz-Aden: *Tiefer kannst du nicht fallen* · Band 10/12
Stephanie Sand: *Künstliche Intelligenz* · Band 10/13
Gitta Sereny: *Dann schon lieber auf den Strich* · Band 10/14
Karin Arndt: *Wir haben unheimlich viel gestritten* · Band 10/15
Ernest Borneman: *Die neue Eifersucht* · Band 10/16
Peter Grubbe: *Alter macht frei* · Band 10/17
Gudrun Lukasz-Aden: *Ich bin so frei* · Band 10/18
Marjorie Jackson: *Ein Junge namens David* · Band 10/19
Heinrich/Schmidt: *Der Atom-Atlas* · Band 10/24
Frederic Vester: *Bilanz einer Ver(w)irrung* · Band 10/25

Peter Grubbe

„Warum darf ich nicht sterben?"

Das Recht auf den eigenen Tod – die Sterbehilfe-Bewegung

Originalausgabe

Wilhelm Heyne Verlag
München

HEYNE REPORT
Nr. 10/5

Printed in Germany 1986
Umschlagfoto: Süddeutscher Verlag, Bilderdienst, München
Umschlaggestaltung: Atelier Ingrid Schütz, München
Satz: Schaber, Wels
Druck und Bindung: Ebner Ulm

ISBN 3-453-43070-0

INHALT

»Geboren sein heißt sterben müssen.«

MAX FRISCH

I. Statt eines Vorworts

Renate Fuchs* war eine attraktive Frau. Mittelgroß, schlank, auffallend dunkle blaue Augen zu leicht gelocktem braunem Haar. Selbst als sie über fünfzig war, sahen die Männer ihr nach, wenn sie auf der Straße vorbeiging oder ein Café betrat.

Sie war verheiratet und hatte zwei Töchter. Ihr Mann war Diplomingenieur. Wir hatten uns angefreundet und sahen uns verhältnismäßig häufig. Sie hatte gern Menschen um sich und mochte Geselligkeit. Sie flirtete auch gern — ihren ebenfalls recht gut aussehenden Mann störte das nicht, er war eher stolz darauf —, und die Ehe war trotz gelegentlicher Krisen glücklich.

Aber dann, wenige Wochen nach ihrem 56. Geburtstag, den sie noch sehr vergnügt gefeiert hatte, zog sie sich plötzlich von ihren Bekannten und auch von ihren engeren Freunden zurück. Sie lud niemanden mehr ein, sagte bei Einladungen ab. Gelegentlich kam ihr Mann allein und entschuldigte seine Frau: Es ginge ihr gesundheitlich nicht gut, sie mache eine Kur.

Nach fast einem Jahr, in dem ich sie kaum zu Gesicht bekommen hatte, erfuhr ich die Ursache ihres Verhaltens. Sie hatte Krebs. Ihr Mann sagte es mir. Sie hatte mehrere der angesehensten Spezialisten aufgesucht, hatte sich bestrahlen lassen, Medikamente genommen, aber alles ohne Erfolg. Ihre Krankheit war unheilbar.

»Das Jahr war schlimm«, sagte mir ihr Mann, »sie hatte so schreckliche Angst vor dem Sterben — Angst davor ha-

* Name wurde geändert

ben wir wohl alle, aber sie hatte irgendwelche schrecklichen Dinge darüber gelesen ...«

Seit ein paar Wochen ging es ihr aber etwas besser. Nicht körperlich, im Gegenteil, das Krankheitstempo beschleunigte sich, sondern psychisch. Ihr Arzt hatte ihr versprochen, ihr zu helfen, wenn die Schmerzen allzu schlimm würden. Seitdem fürchtete sie sich nicht mehr so sehr.

Ich habe Renate Fuchs dann noch zweimal gesehen. Das letzte Mal, es war knapp zwei Wochen vor ihrem Tod, haben wir ein langes Gespräch geführt. Sie war sehr blaß, richtiggehend ausgezehrt, ihre Stimme klang leise. Aber sie erschien mir fast heiter. Als sie merkte, daß ich offenbar darüber erstaunt war, sagte sie mit einem fast schüchternen Lächeln:

»Ich habe keine Angst mehr. Die ganze Zeit habe ich Angst gehabt, nicht vor dem Tod, aber vor den Schmerzen beim Sterben, daß das kein Ende nimmt, daß man dabei häßlich und abstoßend wird, und daß mein Mann mich dann so im Gedächtnis behält. Aber mein Arzt wird dafür sorgen, daß das nicht passiert. Das hat er mir versprochen. Und ich weiß, daß ich mich darauf verlassen kann ...«

Ich habe sie danach nicht wiedergesehen. Aber ihre jüngste Tochter, die während der letzten Tage bei ihr war, hat mir erzählt, daß ein Lächeln auf ihrem Gesicht lag, als sie starb.

»Mammi sah beinahe fröhlich aus — dabei hätte sie gerne noch weitergelebt, das weiß ich. Aber sie hatte vor dem Sterben keine Angst.«

Über ein Jahr später habe ich ihren Arzt, den ich gut kenne, darauf angesprochen und ihm gesagt, wie sehr ich ihm als Freund der Verstorbenen dafür dankbar sei, daß er ihr das Sterben erleichtert habe. Zunächst verschloß sich sein Gesicht, als ich den Namen Renate Fuchs erwähnte. Dann sagte er leise, als wollte er um Entschuldigung bitten:

»Sie wissen, daß ich darüber nicht reden kann — und es auch nicht möchte. Aber als Arzt ist man doch dazu da, seinen Patienten zu helfen — natürlich zunächst einmal beim Leben, aber wenn man weiß, daß das Leben zu Ende geht, doch auch beim Sterben — ich weiß, es gibt unterschiedliche Meinungen darüber, aber das ist jedenfalls meine Ansicht ...«

Er hat mir nicht gesagt, ob er mit seiner Behandlung ihr Leben verkürzt, ihren Tod beschleunigt hat. Ich habe ihn auch nicht danach gefragt. Ich weiß nur, er hat ihr nicht nur beim Sterben, sondern weil sie sich darauf verließ, in den letzten Monaten auch beim Leben geholfen. Und dazu sind, wie ich meine, Ärzte in der Tat da. Aber darüber gibt es, wie er mit Recht feststellte, unterschiedliche Meinungen. Und dies nicht nur bei Ärzten.

*

Um sieben Uhr abends haben bei Frau Reimann* die Wehen begonnen. Sechzehn Stunden später ist das Kind noch immer nicht da. Dabei waren die Geburten ihrer beiden ersten Kinder völlig problemlos verlaufen. Der Chefarzt bereitet einen operativen Eingriff vor. Der Vater wird unterrichtet. Er kommt daraufhin sofort ins Krankenhaus. Er ist Rechtsanwalt von Beruf und mit dem Arzt seit Jahren befreundet.

Bei der Operation wird die Ursache der Komplikation deutlich. Das Kind hat einen Wasserkopf und weitere schwere Mißbildungen. Es kann zwar vermutlich »vitalisiert« und möglicherweise am Leben erhalten werden, wird aber nie ein normaler Mensch werden.

Vater und Arzt verständigen sich, das mißgestalte Baby nicht »versorgen« zu lassen, wie es in der Sprache der Mediziner heißt, damit ihm ein leidvolles Leben erspart bleibt. Der Arzt vereinbart dies telephonisch mit einem Kollegen in einer benachbarten Kinderklinik und beauftragt anschließend eine Schwester, das mißgestaltete Baby dorthin zu bringen.

Als sich der Gynäkologe am nächsten Morgen bei sei-

---

* Name wurde geändert

nem Kollegen nach dem Kind erkundigt, erfährt er, daß es dort nie eingetroffen ist. Die Krankenschwester, eine engagierte Gegnerin jeder Sterbehilfe, hat das Baby, wie sie auf Befragen zugibt, zu einem Kinderchirurgen gebracht, der behauptet, eine Operation biete gute Chancen, die »ärgsten« Mißbildungen zu beseitigen und das Kind auf diese Weise zwar nicht zu einem ganz normalen, aber doch zu einem lebensfähigen Menschen zu machen. Weder dem Gynäkologen noch dem Kindesvater gelingt es, ihn davon abzubringen.

Die Operation bleibt jedoch erfolglos. Das Kind ist blind, reagiert nicht, kann sich kaum bewegen. Vor allem entwickelt sich sein Gehirn nicht. Nach fast einem Jahr kläglichen — und für die Eltern sehr kostspieligen — Dahinvegetierens stirbt es schließlich.

Der Vater, der sein Kind nach der Operation als erster besucht hatte, erleidet durch den Anblick des verunstalteten Wesens einen tiefen Schock. Die Folge sind schwere Potenzstörungen bei ihm. Er bringt es nicht mehr fertig, mit seiner Frau zu schlafen. Der Gedanke an die von ihm gezeugte Mißbildung macht ihn seiner Frau gegenüber völlig impotent.

Die Mutter, die den Schock zunächst überwindet und beschließt, auf ein drittes Kind, das beide sich gewünscht hatten, zu verzichten, beginnt nach einiger Zeit, unter der Impotenz ihres Mannes zu leiden. Die bis zur Geburt des Kindes glückliche Ehe wird von Monat zu Monat schwieriger. Es kommt zu endlosen Diskussionen, zu heftigen Auseinandersetzungen und schließlich zur Scheidung.

Die beiden älteren gesunden Kinder bleiben bei der Mutter, die mit ihrer Erziehung jedoch auf wachsende Schwierigkeiten stößt. In krankhafter Angst vor einem nachträglichen Auftauchen irgendwelcher Abnormitäten beobachtet und überwacht sie die beiden ständig und blokkiert auf diese Weise jede selbständige Entwicklung bei ihnen. Der Vater heiratet wieder. Seine zweite Ehe bleibt kinderlos und wird einige Jahre später ebenfalls geschieden.

Der Arzt, der das verunstaltete Kind zur Welt brachte, ist überzeugt, die Ehe wäre glücklich geblieben, und die beiden Eltern hätten sogar mit großer Wahrscheinlichkeit ein drittes gesundes Kind zeugen können, wie sie es sich wünschten, wenn man das mißgebildete Kind, das nach seiner Überzeugung keinerlei Lebenschance besaß, sofort nach der Geburt hätte sterben lassen, so daß den Eltern der Schock erspart geblieben wäre.

»Jedes Tier stößt ein lebensunfähiges Junges sofort ab«, sagt er, »indem wir solche lebensunfähigen Wesen nicht sterben lassen, helfen wir weder ihnen noch ihren Eltern.« Ärzte hätten zwar die Aufgabe, das Leben Kranker zu erhalten, setzt er hinzu, aber dies dürfe nicht auf Kosten des Lebens von Gesunden geschehen.

*

Joseph Gross* ist 63 Jahre alt, als er seinen ersten Schlaganfall bekommt. Der wohlhabende und als herrschsüchtig bekannte Kaufmann leidet in den darauffolgenden Wochen schwer unter seiner Abhängigkeit von der Pflege durch seine Familie, die er bis dahin stets tyrannisiert hat. Als er wieder fließend sprechen und sich bewegen kann, bittet er deshalb seinen Hausarzt:

»Wenn es mal so weit ist, daß ich nicht wieder auf die Beine komme, helfen Sie mir doch, daß ich mich nicht unnütz quälen muß, Doktor — kann ich mich darauf verlassen?«

Der Arzt verspricht es.

Anderthalb Jahre später folgt der zweite Schlaganfall. Die Heilung dauert diesmal länger und beansprucht die Familie sehr viel stärker als das erste Mal. Jetzt bekommt Joseph Gross den aufgestauten Mißmut und den Ärger seiner Angehörigen deutlich zu spüren. Das Essen, das

---

* Name wurde geändert

man ihm bringt, ist kalt. Seine Medikamente erhält er mit Verspätung. Und gelegentlich, wenn seine Familie glaubt, daß er schläft, hört er, wie Frau und Tochter über die Last klagen, die sie mit ihm haben, und wie viel besser es für alle wäre, wenn er stürbe. Aber den Gefallen wird er ihnen nicht tun, versichert er dem Arzt, als er wieder reden kann, mit schiefgezogenem Mund.

»Die freuen sich zu früh auf das Erbe, ich überlebe die noch alle.«

Ein dreiviertel Jahr später folgt der dritte Schlaganfall. Er macht den alten Mann zu einem hilflosen Bündel. Er kann nicht mehr sprechen, sich nicht mehr bewegen, muß gefüttert, gewaschen, sauber gemacht werden. Hoffnung auf eine Erholung besteht nicht mehr.

Stöhnen, dumpfes Röcheln, Gliederzucken zeigen dem Arzt, daß er offenbar Schmerzen hat. Auch das Atmen fällt ihm immer schwerer. Eines Tages spricht ihn die Frau offen darauf an, wie lange sich ihr Mann denn noch quälen müsse. Als er erwidert, das könne er nicht sagen, es könne in ein paar Tagen zu Ende gehen, aber es könne auch noch Wochen oder Monate dauern, erwidert sie ihm:

»Mein Mann hat mir mal gesagt, Sie hätten ihm versprochen, dafür zu sorgen, daß er nicht unnötig lange leiden muß, wenn es mal zu Ende geht, und es geht doch zu Ende oder …«

Der Doktor zuckt die Achseln. Ganz genau könne man das nie sagen, behauptet er, von den ersten beiden Schlaganfällen habe der Patient sich schließlich auch wieder erholt.

Doch als der Kranke bei seinem übernächsten Besuch erneut einen Erstickungsanfall bekommt, keuchend nach Luft ringt und offenbar heftige Schmerzen empfindet, gibt er ihm eine starke Beruhigungsspritze. Das Medikament lähmt die Atmung. Kurze Zeit darauf ist Joseph Gross tot.

Eine Erholung des Patienten war ausgeschlossen, versichert mir der Arzt in einem Gespräch viele Monate später. Joseph Gross war nur noch ein hilfloses und leidendes

Bündel todkranken Fleisches. Er hätte noch Wochen, möglicherweise sogar ein paar Monate lang weiterleben können. Aber das wäre nur noch ein Vegetieren, kein Leben mehr gewesen. Außerdem hatte er ihn ausdrücklich gebeten, ihm zu »helfen«, wenn es einmal soweit wäre. Er hatte es ihm versprochen. Und es war soweit gewesen.

Trotzdem ist der Arzt unsicher, ob es richtig war, was er getan hat.

»Die Familie hat geradezu darauf gelauert, daß der Alte endlich starb«, setzt er, sich erkennbar unbehaglich fühlend, hinzu, »die haben den am Ende so gehaßt, daß man es geradezu fühlen konnte, wenn man im Zimmer war. Die wollten ihn los sein, so schnell wie möglich, und wollten an das Geld ran — und dabei habe ich ihnen geholfen ...«

Vielleicht hätte Joseph Gross trotz seiner Schmerzen am Ende doch noch weiterleben wollen, aus reinem Trotz, aus Eigensinn, um seine Angehörigen noch ein bißchen länger zappeln zu lassen, er war so ein Typ, sinniert der Doktor. Das ist zwar menschlich kein schöner Zug, aber das darf einen Arzt nicht beeinflussen. Er muß einen Patienten auch dann am Leben erhalten, wenn er ihn für einen schlechten Menschen hält und wenn andere darunter leiden, daß er weiterlebt. Interessen und Wünsche Dritter dürfen, auch wenn sie moralisch berechtigt sind, sein Handeln nicht beeinflussen.

»Der Tod von Joseph Gross hat mich verunsichert«, gibt der Doktor mir gegenüber, wenn auch zögernd, zu, »sein Leben war zu Ende, ich habe ihm nur das Sterben erleichtert, aber ich habe damit auch, ohne jede Absicht, die Wünsche von Menschen erfüllt, die aus ganz eigensüchtigen Motiven heraus einen schnellen Tod für ihn wünschten, und das ist nicht gut ...«

Er hat seitdem keinem seiner Patienten wieder beim Sterben geholfen, fügt er leise an, und er weiß auch nicht, ob er es noch einmal tun wird, obwohl er grundsätzlich der Ansicht ist, daß ein Arzt seinen Patienten nicht nur beim Leben, sondern auch beim Sterben helfen soll. Aber das

Risiko, das er dabei eingeht, ist größer, als er lange Zeit dachte.

*

Ich habe diese drei »Fälle« an den Anfang dieses Buches gestellt, um deutlich zu machen, worum es geht. Was ich hier geschildert habe, ist in der Bundesrepublik nicht außergewöhnlich, sondern kommt täglich vor. Es gibt weit spektakulärere Begebenheiten. Es gibt Fälle, in denen Ärzte von Verbrechern mißbraucht wurden, sich sogar von Verbrechern mißbrauchen ließen, als sie kranken Menschen Sterbehilfe leisteten. Es gibt auf der anderen Seite Fälle, in denen das Versagen der erbetenen Sterbehilfe eine sinnlose und unverantwortliche Quälerei nicht nur des Kranken, sondern auch der mit ihm Lebenden zur Folge gehabt hat.

Ich habe zwei der geschilderten Fälle unmittelbar, den dritten mittelbar miterlebt. Ich kenne die Ärzte, die Hinterbliebenen, kannte die Gestorbenen, soweit sie erwachsen waren. Deshalb habe ich Namen und Orte entweder nicht genannt oder verändert. Das gleiche gilt für einige der in diesem Buch später erwähnten Fälle.

Sterbehilfe war immer umstritten und problematisch. Ursache dafür ist wohl ihre Endgültigkeit. Die medizinische Behandlung eines Kranken, die ihn gesund machen soll, kann man ändern, korrigieren, auch abbrechen, wenn sie nicht erfolgreich ist, und der Kranke lebt weiter. Sterbehilfe dagegen ist unwiderruflich. Der Irrtum, der einen Helfenden motiviert oder ihm dabei unterläuft, läßt sich nicht korrigieren. Das macht die Entscheidung darüber so schwer.

Hinzu kommen die ethischen, moralischen, religiösen wie auch politischen Überzeugungen, die hier eine Rolle spielen. Hinzu kommt ferner das Ausmaß der Rechte, das die Gesellschaft ihren Bürgern zubilligt, und der Glaube des Sterbenden, seine Einstellung zum Sinn des Lebens.

Ein Hindu wird zwangsläufig Sterbehilfe anders werten als ein Moslem, ein Buddhist anders als ein Christ. Und die Demokratie, die den Bürger in den Mittelpunkt des Staates stellt, muß oder sollte ihm eigentlich die Freiheit zubilligen, nicht nur über sein Leben, sondern auch über sein Sterben zu entscheiden, während eine Diktatur, die Bürger als Objekte betrachtet und behandelt, ihm dieses Recht vermutlich absprechen wird.

In den letzten zehn bis fünfzehn Jahren ist die Diskussion über die Sterbehilfe in vielen Ländern Westeuropas und in den USA offener geworden. Das liegt einmal an der Entwicklung der Medizin, die es heute möglich macht, Kranke, Sterbende, selbst klinisch Tote immer länger künstlich am »Leben« zu erhalten, auch wenn es sich dabei nur um ein rein physisches, nicht um ein psychisch bewußtes Leben handelt. Das liegt in Deutschland ferner an dem allmählichen Abflauen der Erinnerung an die Untaten der Nazis auf diesem Gebiet. Und das liegt schließlich auch an der modernen Massengesellschaft, die den Einzelnen immer mehr seiner Individualität beraubt, nicht nur beim Leben, sondern auch beim Sterben.

Rainer Maria Rilke konnte in seinem »Stundenbuch« noch schreiben: »O Herr, gib jedem seinen eigenen Tod.« Aber auch er spürte kurz vor Ende seines Lebens, daß die Aussichten auf Erfüllung dieser Bitte offenbar immer geringer werden. Denn in einem seiner letzten Briefe an seine Freundin Nike schrieb er bereits: »Ich will nicht den Tod der Ärzte – ich will meine Freiheit haben.«

Um diese Forderung eines übrigens tiefgläubigen Katholiken dreht sich die heutige Diskussion über die Sterbehilfe. Und sie ist im Grunde auch das Thema dieses Buches.

II. Über das Sterben

1. Wann beginnt das Sterben?

Gerda M., 21, unverheiratet, sitzt im Hamburger Büro der Familienberatungsorganisation »Pro Familia«. Sie ist schwanger.

»Mein Freund und ich, wir haben beide nicht aufgepaßt«, erklärt sie der beratenden Ärztin und fügt etwas kleinlaut hinzu, »wir hatten an dem Abend ziemlich viel getrunken, und da ist es passiert.«

Es ist sieben Wochen her, teilt sie der Beraterin auf Befragen mit, und sie könne das Kind unter keinen Umständen austragen. Nach langem Warten hat sie eine Ausbildungsstelle als Kindergärtnerin bekommen und steht wenige Monate vor dem Examen. Ihr Vater ist Frührentner und darauf angewiesen, daß seine Tochter möglichst bald finanziell auf eigenen Füßen steht. Ihr Freund befindet sich ebenfalls in der Ausbildung; zur Zeit verdient er sich nebenbei Geld als Taxifahrer, weil seine Eltern geschieden sind und der Vater ständig versucht, sich um die Unterhaltszahlungen zu drücken.

»Daß du jetzt das Kind kriegst, können wir uns einfach nicht leisten, hat er gesagt, als ich ihm erzählte, was passiert ist«, berichtet das Mädchen, »und ich seh' das auch ein. Ich muß wenigstens erst mal mein Examen haben — aber das kann ich nicht machen, wenn das Kind kommt. Ich kann das Kind einfach nicht kriegen ...«

Die Ärztin fragt behutsam nach der grundsätzlichen Einstellung des Mädchens zu Kindern und Familie. Dann weist sie betont sachlich, ohne jedes Pathos, darauf hin, daß der Embryo, den sie abtreiben will, ein werdender

Mensch ist, der nach Ansicht mancher Leute bereits begonnen hat zu leben.

Gerda M. explodiert. Wenn sie gewußt hätte, daß man ihr hier fromme Sprüche erzählen würde, wäre sie nicht hierher gekommen, versichert sie der Beraterin und fügt gereizt hinzu:

»Ein Mensch fängt an zu leben, wenn er geboren ist, und alles andere sind fromme Sprüche der Kirchen!«

Die Ärztin schüttelt den Kopf.

»Ich habe nicht gesagt, daß das meine Ansicht ist. Aber ich muß Sie darauf hinweisen, daß die Leute, und zwar nicht nur Theologen, sondern auch Ärzte und Juristen, darüber streiten, wann ein werdendes Kind zu leben beginnt. Ich meine einfach, das müssen Sie in Ihrer Situation wissen.«

Sterben beginnt mit der Geburt

Wann bei einem werdenden Menschen das Leben beginnt, ist umstritten. Seit Jahrhunderten wird über das Thema Abtreibung diskutiert, argumentiert, prozessiert. Unzählige Gesetze sind erlassen worden, die Abtreibungen bei Strafe verbieten, und zwar keineswegs nur in Deutschland. Unter dem Druck protestierender und demonstrierender Frauen wurden die Strafandrohungen vielfach eingeschränkt und bei bestimmten »Indikationen« Ausnahmen zugelassen. Nach wie vor laufen jedoch die Kirchen, besonders die katholische, gegen die Abtreibung Sturm. Ihr Hauptargument: Im Embryo hat das Leben des zukünftigen Menschen bereits begonnen. Über den Zeitpunkt des Lebensbeginns wird zwischen den Vertretern unterschiedlicher Anschauungen und Theorien immer wieder leidenschaftlich diskutiert.

Über die Frage, wann das Sterben beginnt, machen wir uns dagegen weit weniger Gedanken. Das heißt nicht, daß Ärzte, Juristen und Priester sich darüber einig wären. Aber die praktische Auswirkung dieser Frage spielte bisher keine so große Rolle. Das hat nicht zuletzt medizinische Gründe.

In den vergangenen Jahrhunderten war man zwar in der Lage, unerwünschte Kinder abzutreiben, Mittel, um das Leben Schwerkranker zu verlängern, waren jedoch begrenzt. Die Medizin war noch nicht soweit, daß sie Schwerkranke und Sterbende künstlich wochen- oder gar monatelang am Leben erhalten konnte. Das haben erst die Erkenntnisse der medizinischen Wissenschaft in den letzten Jahrzehnten möglich gemacht. Deshalb wird die Frage, wann ein Mensch zu sterben beginnt, auch erst neuerdings engagierter diskutiert.

»Das Sterben beginnt mit der Geburt«, hat ein griechischer Philosoph einmal festgestellt. Die Behauptung trifft philosophisch gesehen sicherlich zu, da der Mensch von seiner Geburt an seinem Tode täglich näher rückt. Auf den medizinischen Begriff des Sterbens ist sie allerdings kaum anwendbar.

Der große Brockhaus verweist unter dem Stichwort »Sterben« auf das Stichwort »Tod« und vermerkt dort lakonisch:

»Beim Sterben fällt meist eine der lebenswichtigen Funktionen zuerst aus.«

Wann der Ausfall einzelner Funktionen wie der Atmung, der Herz- oder Gehirntätigkeit jedoch nicht mehr nur eine Krankheit, sondern den Beginn des Sterbens darstellt, wird nicht definiert.

Dabei hat die Frage, wann das Sterben beginnt, keineswegs nur rein theoretische Bedeutung, sondern sie führt mitten hinein in das Problem der Sterbehilfe. Dies macht der in aller Welt berühmt gewordene Fall des im Oktober 1983 in Long Island im Staat New York geborenen Kindes Baby Jane Doe deutlich.

Das Mädchen war mit offenliegender Wirbelsäule, schweren Gehirnschäden und Rückenmarkflüssigkeit im Gehirn zur Welt gekommen. Nach Ansicht der Ärzte war ohne chirurgischen Eingriff der Tod des Kindes innerhalb von zwei Jahren sicher. Im Falle einer Operation bestand dagegen Aussicht, sein Leben unter Umständen bis zum 20. Lebensjahr zu verlängern; allerdings würde es mit Sicherheit querschnittgelähmt und geistig schwerstbehindert bleiben.

Nach längerer Konsultation mit den Ärzten entschieden sich die Eltern gegen eine Operation. Für sie hatte das Sterben des schwerkranken Kindes bereits begonnen. Ein Anwalt der amerikanischen *Recht auf Leben*-Bewegung rief jedoch die Gerichte an mit der Begründung, auch ein schwer- oder schwerstkranker Mensch habe einen Anspruch darauf, so lange am Leben gehalten zu werden, wie das mit Hilfe der medizinischen Wissenschaft möglich sei. Ob ein solches Leben nach Ansicht normaler Menschen lebenswert ist oder ob es für den Betroffenen möglicherweise nur Leiden mit sich bringt, ist nach Ansicht der *Recht auf Leben*-Bewegung unerheblich. Das Sterben beginnt für sie erst, wenn der Atem verlischt.

Das von dem Anwalt angerufene Oberste Bundesgericht der USA wies die Klage jedoch ab und gestand den Eltern das Recht zu, eine Operation, die das Leben des Kindes im Zustand körperlicher Lähmung und schwerster geistiger Behinderung verlängert hätte, zu verweigern.

Direkt hat das Gericht allerdings dabei die Frage, wann das Sterben eines Menschen beginnt, nicht beantwortet. Sie war offiziell ja auch nicht zur Diskussion gestellt worden. Indirekt wurde sie, wie ich meine, schon angesprochen. Denn jeder Kenner amerikanischer Rechtsprechung weiß, daß kein amerikanisches Gericht jemals der bewußten Tötung eines lebenden und lebensfähigen Menschen zustimmen würde — es sei denn, dieser wäre wegen eines von ihm begangenen Verbrechens rechtskräftig zum Tode verurteilt. Bei Baby Jane Doe hatte die schwere geistige Behinderung verbunden mit der Querschnittslähmung für das Gericht jedoch offenbar den Beginn des Sterbens eingeleitet. Deshalb wurde hier den Eltern und den Ärzten das Recht zugesprochen, den Sterbeprozeß des Kindes nicht zu unterbrechen, obwohl dies mit den Mitteln der modernen Medizin möglich gewesen wäre.

Ein Fall, der die bundesdeutsche Öffentlichkeit monatelang zutiefst erregte, macht das Problem noch deutlicher. 1984, am Mittwoch vor Ostern, gab Professor Julius Hakkethal der 69jährigen Patientin Hermy Eckert in seiner Eubios-Klinik am Chiemsee auf ihren Wunsch vier Gramm Zyankali, aufgelöst in einem Glas Wasser. Die Patientin trank das Gift und nahm sich damit das Leben.

Die 69jährige litt an Krebs. Lippen, Wangen und Unterkiefer waren bereits zerstört. Sie konnte keine feste Nahrung mehr aufnehmen und wog nur noch 90 Pfund. Ihre Sprache war kaum noch zu verstehen. Ihr rechtes Auge war erblindet. Das linke, das ständig tränte, konnte sie nicht mehr schließen, da das Augenlid zerstört war. Herz und Kreislauf waren jedoch stabil, alle inneren Organe gesund. Die Krankheitssymptome waren lediglich auf den Kopf lokalisiert. Dreizehn Operationen, Behandlung mit Strahlen und Zellgiften waren ergebnislos geblieben.

Eine Heilung war nach Ansicht aller Ärzte, die sie behandelt hatten, ausgeschlossen. Deshalb bat die Schwerkranke immer wieder, ihr zum Sterben zu verhelfen. Die Ärzte, die sie vor Professor Hackethal behandelt hatten, hatten dies jedoch abgelehnt, weil Frau Eckert medizinisch gesehen keine Sterbende, sondern eine zwar Schwerkranke, aber Lebende war. Hackethal erfüllte ihren Wunsch, um ihre unerträglichen Leiden abzukürzen.

Das Argument, bei der Patientin habe das Sterben bereits begonnen, hat Hackethal nicht für sich in Anspruch genommen. Ich meine jedoch, daß es hier Anwendung finden sollte. Bei einem Menschen, dessen Kopf von einem bösartigen Tumor bereits in solchem Ausmaß zerstört wurde, daß dieser Mensch kaum noch sprechen, sehen und essen kann, hat das Sterben bereits begonnen, auch wenn er noch regelmäßig atmet und sein Herz noch regelmäßig schlägt. Der Mensch lebt vom Geist, von der Seele, vom Kopf her — das unterscheidet ihn ja unter anderem von den Tieren — und wenn der Kopf, oder richtiger vielleicht der Geist oder die Seele zerstört wird, fängt bei ihm, wie ich meine, das Sterben an.

Der Gehirntod

Bei der in den letzten Jahren ständig lebhafter gewordenen Diskussion über das Thema Sterbehilfe in der Bundesrepublik ist dieser Gesichtspunkt bisher nur verhältnismäßig selten aufgegriffen worden. Bei einer Tagung der *Evangelischen Akademie Tutzing* im Mai 1985 wurden zwar mehrfach Proteste gegen das zunehmende »Parken lebender Leichname« in Kliniken und Krankenhaus-Intensivstationen laut, aber wann ein Mensch zu einem lebenden Leichnam wird, wann also das Sterben eines Menschen beginnt, wurde auch dort nicht definiert.

Die Mediziner neigen aus naheliegenden Gründen dazu, dabei auf den körperlichen Zustand des Betreffenden abzustellen. Wenn das Herz versagt, wenn der Atem verlischt, beginnt für sie der Tod. Solange Herz, Lunge und andere lebenswichtige Organe noch einigermaßen funktionieren, hat für die meisten von ihnen das Sterben noch nicht eingesetzt. Das führt dazu, daß Menschen mit Hilfe moderner medizinischer Geräte immer häufiger und immer länger ohne Bewußtsein künstlich am »Leben« gehalten werden, auch wenn der Betreffende zu Wahrnehmungen, Äußerungen, ja selbst zu bloßen Reaktionen nicht mehr in der Lage ist, also von wirklichem »Leben« gar nicht mehr gesprochen werden kann.

Unter dem zunehmenden Druck der Öffentlichkeit, die sich gegen das »Parken lebender Leichname« zu wehren beginnt, beschäftigen sich Mediziner und ärztliche Organisationen jetzt seit einigen Jahren intensiver zwar nicht mit der Frage nach dem Beginn des Sterbens, aber wenigstens mit der nach dem Eintritt des Todes. 1976 nahm Professor Rudolf Frey, Chefarzt für Anästhesie und Intensivmedizin an der Universitätsklinik Mainz, öffentlich dazu Stellung.

Anlaß dafür war damals wiederum ein Vorfall in den

USA. Das Oberste Gericht des US-Staates New Jersey hatte auf Antrag der Eltern gegen den Willen der Ärzte entschieden, daß die seit einem Jahr bewußtlose 22jährige Karen Quinlan von den sie künstlich am Leben erhaltenden Apparaten und Medikamenten abgesetzt werden durfte, so daß nichts mehr ihren endgültigen Tod verhinderte.

Professor Frey begrüßte diese von vielen seiner Kollegen mißbilligte Entscheidung des Gerichts mit der Begründung:

»Ein Leben, das ohne Beseelung verläuft, ist kein Leben mehr.«

Für Frey wie für seinen Kollegen Professor Hans Röttger ist der Gehirntod das entscheidende Kriterium. Wenn die modernen medizinischen Geräte (in diesem Fall das Elektroenzephalogramm, abgekürzt EEG) keine Gehirntätigkeit mehr aufzeigen, sind die Funktionen des Gehirns erloschen, kann der Patient also nicht mehr fühlen, hören, denken oder erinnern, und das bedeutet für sie, daß der Mensch nicht mehr lebt — auch wenn Herz, Lunge und andere Organe noch arbeiten. Frey verlangte deshalb damals, die Definition des Todes auf dieses Kriterium abzustellen mit dem Hinweis:

»Es ist doch viel humaner, diese hirnlosen Herz-Lungen-Präparate endlich sterben zu lassen, als sie apparativ an einem Leben zu erhalten, das kein beseeltes Leben mehr ist.«

Diesen Grundsatz hat kein geringerer als der Papst bereits Mitte der fünfziger Jahre anerkannt. Auf dem Kongreß der Internationalen Vereinigung zur Krebsbekämpfung, am 19. Mai 1956 in Rom, erklärte Pius XII.:

»In Fragen bezüglich der Lebensverlängerung liegt die ethische Norm nicht in der Erhaltung des Lebens schlechthin, sondern in der Erhaltung wirklich menschlichen Lebens. Deshalb sind bei den Versuchen der Lebensverlängerung nicht nur die körperlichen Konditionen und die körperlichen Möglichkeiten, sondern auch und vor allem die emotionalen, psychischen und sozialen Aspekte für die Normierung ausschlaggebend.«

In der Bundesrepublik tat man sich erheblich schwerer damit. Hier blieb der Zeitpunkt des Todes noch jahrelang heftig umstritten. Erst im Frühjahr 1982 erklärte eine Kommission aus Mitgliedern der Bundesärztekammer und der Arbeitsgemeinschaft der wissenschaftlichen medizinischen Forschungsgesellschaften den Gehirntod zum entscheidenden Kriterium für die Feststellung des Todes. Wenn die Hirnfunktionen ausgefallen oder erloschen sind und wenn dies klinisch nachgewiesen ist, gilt ein Mensch heute bei uns als tot.

Dies besagt jedoch nichts über den Beginn des Sterbens. Denn der Tod steht nicht an seinem Anfang, sondern an seinem Ende. Wann ein Mensch zu sterben beginnt — dies kann Tage, Wochen, unter Umständen sogar Monate vor seinem Tod sein, wie der Fall der Hermy Eckert zeigt — ist nach wie vor unentschieden. Hier hat die Erinnerung an die zur Zeit des Dritten Reiches an sogenannten Erb- und Geisteskranken begangenen Verbrechen bei uns eine wirklich freie und offene Diskussion bis heute vielfach verhindert.

Die Nazis erfanden den »Gnadentod«

Die gemeinläufig zu Unrecht als »Euthanasie-Programm« — die Nazis selbst sprachen von »Gnadentod« — bezeichnete Aktion wurde von den Nationalsozialisten bewußt geplant und auf persönliche Anweisung Hitlers 1939 durchgeführt. Unter dem Stichwort »Tötung lebensunwerten Lebens« wurden zwischen 1939 und 1941 etwa 100000 geisteskranke und geistesschwache Erwachsene sowie etwa 5000 schwerstbehinderte Kinder umgebracht.

1941 wurde die Aktion auf Grund von Protesten aus kirchlichen Kreisen offiziell abgebrochen. Unter der Hand wurde sie allerdings besonders an Kindern nach wie vor fortgesetzt. Auch nach 1941 wurden Ärzte immer wieder dazu angehalten, »lebensunwerte« Kinder in spezielle Heime »zu verlegen«, in denen sie wenige Wochen später an »Lungenentzündung« starben.

Nach 1945 wurden Ärzte und Pflegepersonal, die bei der Tötungsaktion mitgewirkt hatten, in den sogenannten Nürnberger »Euthanasieprozessen« zur Verantwortung gezogen.

Der Massenmord an Geisteskranken, Schwerstbehinderten und Dahinsiechenden im Dritten Reich hat nach seinem Bekanntwerden durch die Nürnberger Ärzteprozesse in der deutschen Bevölkerung weitverbreitete Unsicherheit und bei den deutschen Ärzten ein teilweise tiefes Trauma im Hinblick auf die Frage der Sterbehilfe ausgelöst. Kranke fühlten sich verunsichert, weil Ärzte, wie ihnen jetzt bekannt wurde, sich nicht nur als Lebensretter, sondern auch als Lebensvernichter betätigt hatten, noch dazu unter dem blasphemischen Stichwort »Gnadentod«. Ärzte fühlten sich belastet, wenn das Gespräch auf das Thema Sterbehilfe kam, weil sie fürchteten, man könnte ihnen dabei möglicherweise Tötungsabsichten unterstellen.

Die in den Nürnberger-Prozessen gebrauchten Formulierungen erhöhten noch die Verunsicherung. Um Sprachschwierigkeiten zu überwinden, hatten sich die Alliierten auf den Begriff »Euthanasie« geeinigt, obwohl dieser von den Nazis in diesem Zusammenhang nie verwendet worden war. Dadurch wurde die Bezeichnung Euthanasie, die ihrem ursprünglichen Wortlaut entsprechend nur sanfter, schmerzloser Tod bedeutet und später als Sterbehilfe aus Barmherzigkeit verstanden wurde, vielfach mit den Verbrechen der Nazis gleichgesetzt und somit aufs schwerste belastet. Sie wird deshalb bis heute selbst von den Befürwortern einer aktiven Sterbehilfe in der Bundesrepublik grundsätzlich vermieden.

Aber die negative Belastung geht über das Wort Euthanasie weit hinaus und trifft — oder traf zumindest jahrzehntelang — den ganzen Komplex der Sterbehilfe. Das Thema war einfach tabu, weil es automatisch mit der Aktion der Nazis in Verbindung gebracht wurde. Deshalb wurden Möglichkeiten und Zulässigkeit der Sterbehilfe in der Bundesrepublik — im Gegensatz zu vielen anderen Ländern — lange Zeit kaum diskutiert. Und deshalb kam es hier auch nicht zu einer Auseinandersetzung über die für viele Fälle entscheidende Frage, wann das Sterben eines Menschen beginnt.

Eine solche Diskussion ist jedoch überfällig. Es genügt nicht, den Streit über den Beginn des Lebens (im Mutterleib) mit meist alten Argumenten immer wieder neu anzufachen, vielfach nur um die bei den einzelnen Gruppen bestehenden religiösen oder ideologischen Vorstellungen allgemeingültig durchzusetzen. Mindestens genau so wichtig ist es, endlich intensiv über den Beginn des Sterbens zu sprechen, um auf diesem Wege die Auseinandersetzung über ein Thema voranzutreiben, dessen Klärung angesichts der ausufernden Möglichkeiten der modernen Apparate-Medizin immer dringlicher wird.

Zwar lassen sich damit nicht alle Streitpunkte beilegen. Denn es geht bei der Sterbehilfe nicht nur um eine Linderung von Schmerzen und eine Erlösung von Qualen. Es geht auch nicht nur um eine Hilfe beim Sterben — diese ist heute, abgesehen vom Widerstand Angehöriger radikaler, meist religiös motivierter Gruppen, kaum noch ernsthaft umstritten —, sondern es geht in der Hauptsache um eine Hilfe zum Sterben. Und um auf diesem Gebiet voranzukommen, muß zunächst einmal die Frage geklärt werden, wann bei einem Menschen das Sterben beginnt.

Die Frage ist schwierig zu beantworten, weil auf Grund der modernen medizinischen Möglichkeiten zumindest in Ausnahmefällen Menschen, bei denen das Sterben bereits begonnen hat, wieder in ein lebenswertes Leben zurückgeholt werden können. Deshalb darf hier nicht der Gesetzgeber entscheiden. Das können auch nicht allein Ärzte, Priester oder Juristen. Die gültigen Kriterien dafür können nur im Zuge einer freien öffentlichen Diskussion zwischen »Fachleuten« und Bürgern herausgearbeitet und festgelegt werden. Und eine solche Diskussion erscheint mir für die Bundesrepublik überfällig.

2. Wer entscheidet, wann einer stirbt?

Erich Schramm* ist 69 Jahre alt. Bis zu seinem 63. Lebensjahr hat er als Lehrer an einem Gymnasium unterrichtet. Er war, wie ihm viele seiner Schüler und deren Eltern versichert haben, ein guter Lehrer. Aber dann mußte er sich pensionieren lassen. Er hatte eine schwere Arthritis bekommen, die sich von Jahr zu Jahr verschlimmerte. Immer häufiger mußte er den Unterricht ausfallen lassen, weil er sich vor Schmerzen kaum noch bewegen konnte. Das machte ihm die Fortsetzung seiner beruflichen Arbeit schließlich unmöglich.

Im Alter von 69 Jahren ist Erich Schramm ein fast vollständiger Krüppel, an den Rollstuhl gefesselt, unfähig zu jeder selbständigen Tätigkeit. Zweimal täglich kommt ein Krankenpfleger ins Haus, um ihn morgens vom Bett in den Rollstuhl und abends wieder vom Rollstuhl ins Bett zu heben. Auf Grund der zunehmenden Schmerzen wird er außerdem unleidlich zu seiner Umgebung, streitet mit seiner Frau, die er über alles liebt, legt sich grundlos mit seiner Tochter an, wenn sie ihn besucht.

Sein Arzt gibt ihm schmerzstillende Mittel. Da die Schmerzen jedoch immer stärker werden und sich sein Körper zunehmend an die Mittel gewöhnt, muß die Dosierung laufend erhöht werden. Das macht ihn müde, schläfrig, benommen. Seine geistigen Kräfte lassen spürbar nach. Er merkt das und versucht, sich dagegen zu wehren — jedoch ohne Erfolg. Er beginnt, unter Depressionen zu leiden, fürchtet eine weitere Verschlimmerung, nach dem körperlichen auch den geistigen Verfall.

Nach einem langen Gespräch mit seiner Frau beschließt

* Name wurde geändert

er, seinen Arzt um ein Mittel zu bitten, das ihn, wie er es ausdrückt, einschlafen läßt. Seine Frau hat ihm zunächst widersprochen. Sie hat ihm versichert, daß ihr die Arbeit, die sie mit ihm hat, nicht zu viel wird, daß es im Gegenteil für sie unvergleichlich viel schlimmer sein würde, ohne ihn zu leben als mit seiner Krankheit.

Doch schließlich gibt sie nach. Nicht nur sein Hinweis auf die allmählich unerträglich werdenden Schmerzen und die Aussichtslosigkeit seines Zustandes veranlaßt sie dazu, sondern auch seine Bemerkung, daß für ihn sein Leben im Grunde abgeschlossen sei.

»Was ich tun konnte, habe ich getan«, sagt er, »und ich bin nicht unzufrieden damit. Unsere Kinder stehen auf eigenen Füßen, aus vielen meiner Schüler ist etwas ordentliches geworden, mein Leben ist beendet. Ich will nur noch in Frieden sterben.«

Sein Arzt lehnt es jedoch ab, ihm ein Mittel zu geben, das ihn »einschlafen« läßt. Die Aufgabe des Arztes sei es, Menschen am Leben zu erhalten, nicht sie umzubringen, erklärt er seinem Patienten. Außerdem sei es keineswegs ausgeschlossen, daß der Wissenschaft die Erfindung eines wirksamen Mittels gegen Arthritis gelänge; soviel er wisse, arbeiteten mehrere große Firmen daran; und wenn es dazu komme, müsse er sich als Arzt dann nachträglich Vorwürfe machen lassen, wenn er ihn habe sterben lassen. Vor allem aber stehe es weder einem Patienten noch seinem Arzt zu, über den Zeitpunkt seines Todes zu entscheiden; das sei vielmehr allein Sache Gottes oder der Natur, je nachdem, wie man es damit halte.

Erich Schramm quält sich noch mehrere Monate lang weiter mit seinen Schmerzen, kämpft um die Erhaltung seiner geistigen Kräfte, gegen zunehmende Depressionen. Dann verschafft ihm seine Frau mit Hilfe von Freunden, die einen Arzt kennen, der in dieser Frage anders denkt, ein Medikament, das ihn einschlafen läßt.

Sie spricht mit niemandem darüber. Erst viele Monate nach der Beerdigung erzählt sie ihrem Sohn davon. Auf seine Erwiderung, er halte für richtig, was sie getan habe, weil er wisse, wie sehr sein Vater unter seinen Schmerzen gelitten habe, entgegnete sie, es sei ihr nicht nur darum gegangen.

»Dein Vater wollte sterben, das hat er mir wiederholt gesagt«, versichert sie ihrem Sohn, »und wann einer sein Leben beendet, darüber hat allein er zu entscheiden und nicht irgendein Arzt oder die Kirche oder womöglich der Staat.«

Doch gerade darum geht der Streit.

Dein Leben liegt in Gottes Hand

Nach Ansicht der christlichen Kirchen liegt die Entscheidung darüber, wann ein Mensch stirbt, in der Hand Gottes. Im Mittelalter war dies eine allgemein anerkannte und gültige Regel. Und die Kirche – die katholische noch entschlossener als die evangelische – vertritt noch heute diesen Standpunkt. Sogenannte Selbstmörder werden zwar meist nicht mehr wie früher außerhalb des Friedhofs in ungeweihter Erde verscharrt. Aber den meisten Kirchenvertretern gilt die Selbsttötung wie eine das Leben verkürzende Hilfe zum Sterben durch einen Arzt, einen Angehörigen oder Freund auch heute noch als eigenmächtige Anmaßung, als unzulässiges Eingreifen eines Menschen in den Willen Gottes. Das hat die heftige Auseinandersetzung zwischen dem Präsidenten des Bundesverfassungsgerichts Wolfgang Zeidler, der für eine Straffreiheit der aktiven Sterbehilfe eintritt, und den Sprechern der beiden christlichen Konfessionen in der Bundesrepublik, die ihn deswegen scharf kritisierten, Anfang des Jahres 1986 deutlich gemacht.

Aus dem Lager der christlichen Kirchen kommen bei uns die schärfsten Gegner und die lautesten Widersprüche gegen die Sterbehilfe. »Das Leben liegt in Gottes Hand«, heißt hier der entscheidende Satz, »und es ist nicht Sache des Menschen, ihm da hineinzureden.«

Papst Pius XII. hat dies speziell für die Frage der Sterbehilfe mit dem Satz festgelegt:

»Da unser Erlöser den Tod bei vollem Bewußtsein erleiden wollte, wollen die Christen ihm auch darin nacheifern ... die Kirche hält es also für wünschenswert, daß man die Sterbenden nicht ohne schwerwiegende Gründe ihres Bewußtseins beraubt.«

Wo diese »schwerwiegenden Gründe« beginnen, hat der Papst nicht näher ausgeführt. Aber ganz offensichtlich wird eine Erleichterung des Sterbens auch dann als nicht wünschenswert abgelehnt, wenn sie nur dazu bestimmt ist, das Leiden eines Menschen zu lindern, da auch die Leiden von Gott geschickt werden und es Aufgabe des Menschen ist, sie zu erdulden und sich nicht mit Hilfe von Anästhesie oder von Medikamenten um sie herumzudrücken.

Der im Dritten Reich umgebrachte jüdisch-christliche Philosoph Paul Ludwig Landsberg, der lange Jahre Gift bei sich trug, um den Foltern der Nazis im Notfall entgehen zu können, dieses aber später aus christlicher Überzeugung vernichtete, begründete dies in einem Aufsatz mit den Worten:

»Wir haben wohl das Recht, wenn wir sterben möchten, Gott darum zu bitten, uns sterben zu lassen; jedoch stets mit dem Zusatz: Dein Wille geschehe, nicht der meine ... Wenn Gott uns leiden läßt, so zu unserem Heil, zu unserer Reinigung.«

Mit solcher Radikalität wird diese Einstellung allerdings heute kaum noch vertreten. Auch die Kirchen passen sich, wenn auch langsam und zögernd, den Veränderungen im Bewußtsein und in der Einstellung der Menschen an, die sich aus dem wissenschaftlichen Fortschritt ergeben.

Die moderne Medizin hat nicht nur die menschliche Lebenserwartung erheblich verlängert, sondern sie hat gleichzeitig den Ärzten neue Möglichkeiten verschafft, Schmerzen zu lindern. Wenn solche Medikamente die Leiden eines Menschen entscheidend verringern, möglicherweise sogar sein Bewußtsein soweit ausschalten, daß er die »ihm von Gott gesandten« Schmerzen gar nicht mehr empfindet, äußern Vertreter der Kirche heute zwar gelegentlich noch Bedenken, verurteilen ihre Anwendung jedoch nicht mehr unbedingt.

Bei einer Tagung der *Evangelischen Akademie Tutzing* über das Thema »Humanes Sterben« Anfang Mai 1985 erklärte der Bonner Biologe und Krankenhausseelsorger Ulrich Eibach zwar erneut, grundsätzlich hätten weder Arzt noch Patient ein Recht, über das Leben eines Menschen zu verfügen; er gab jedoch zu, daß diese christliche Sicht des Todes heute von der Mehrheit der bundesdeutschen Bevölkerung nicht mehr geteilt werde. Deshalb werden gegen schmerzstillende Pharmaka, die das Bewußtsein des Patienten »verwirren«, seitens der Kirchen zwar Bedenken erhoben, auf ihre kategorische Verurteilung verzichtet man jedoch, weil das von der Masse auch der gläubigen Christen heute — anders als im Mittelalter — kaum verstanden und somit auch kaum akzeptiert werden würde.

Hier ist eine bemerkenswerte Lockerung wohl nicht nur der christlichen, sondern auch der bürgerlich-moralischen Einstellung gegenüber dem Ertragen von Leiden feststellbar, die sich nicht nur auf die Schmerzen beim Sterben und beim Tod beschränkt. Daß Mütter schmerzstillende Mittel gegen die beim Gebären eines Kindes auftretenden Schmerzen erhalten, wird zwar von manchen Ärzten noch kritisiert, aber nirgends mehr generell abgelehnt. Und viele Ärzte verschreiben den nächsten Angehörigen eines Verstorbenen bereitwillig Tranquilizer-Tabletten, um ihr Leid zu lindern.

Darin wird eine, wie ich meine, generell veränderte Einstellung unserer Gesellschaft zum Leid und zu Schmerzen sichtbar. Während man früher allgemein davon ausging, daß Schmerzen und Freude, Leid und Glück einander voraussetzen und ergänzen, daß erst erlittenes Leid Glücksempfinden in voller Höhe ermöglicht, findet man diese Ansicht heute im allgemeinen nur noch bei religiös gebundenen oder philosophisch orientierten Minderheiten. Die

Masse der Bürger akzeptiert inzwischen fast uneingeschränkt die von der Pharmaindustrie gebotenen Möglichkeiten und fordert Glück ohne Leiden und, auf das Sterben bezogen, eine möglichst weitgehende Ausschaltung von Schmerzen.

Die christlichen Kirchen tolerieren eine bewußte Verkürzung des Lebens, also einen Eingriff in die ihrer Ansicht nach allein Gott vorbehaltene Herrschaft über Leben und Tod, aus diesem Grund allerdings im Prinzip immer noch nicht. Nach ihrer Ansicht steht die Entscheidungsgewalt nicht nur über den Tod als solchen, sondern auch über seinen Zeitpunkt nach wie vor allein Gott zu und nicht den Menschen.

Die Obrigkeit möchte am liebsten alles regeln

Auch die Gesellschaft, auch der Staat machen indessen hier Entscheidungsansprüche geltend. Selbst Geistliche erkennen dies an. So behauptet der protestantische Theologe Jörg Zink (in seinem Geleitwort zu »Tod und Sterben«, herausgegeben von Rolf Winau und Hans Peter Rosemeier):

»Der Tod ist nicht nur eine Privatsache des Betroffenen. Er steht im Zusammenhang unseres öffentlichen Lebens insgesamt.«

Für die Regierenden ergibt sich aus der Aufgabe des Staates, das Leben seiner Bürger zu schützen, nach ihrer Ansicht nicht nur ein Recht, sondern sogar eine Pflicht für die Obrigkeit, dafür zu sorgen, daß das Leben des Einzelnen durch keinerlei »unnatürliche« Eingriffe verkürzt wird. So wie die Tötung eines Menschen, jedenfalls im Frieden, verboten ist und bestraft wird, so unterliegt grundsätzlich auch die Verkürzung seines Lebens einem solchen Verbot und einer Bestrafung — ohne Rücksicht darauf, aus welchem Motiv und in welcher Absicht sie erfolgt.

Theoretisch müßte sich dieses Verbot mit entsprechender Strafandrohung sogar gegen die sogenannten Selbstmörder richten. Und in einigen Staaten wie Großbritannien und Österreich wurde denn auch Selbstmördern früher nicht nur das christliche Begräbnis versagt, sondern sie wurden, wenn ihr Vorhaben mißlang und sie überlebten, für den von ihnen begangenen Selbstmordversuch auch noch bestraft. In Frankreich hat der bekannte Jurist Félix Herpin noch 1907 den Selbstmord als »höchsten Ungehorsam« und »soziales Übel« bezeichnet und folgerichtig seine Bestrafung verlangt. In Österreich ist Beihilfe zum Selbstmord, diesem Grundsatz entsprechend, noch heute strafbar, obwohl der Selbstmord selbst — also der mißglückte Selbstmordversuch — nicht mehr bestraft wird.

In Deutschland wie in den meisten europäischen Staaten hat man auf eine solche Strafandrohung verzichtet, weniger aus prinzipiellen als aus praktischen Erwägungen. Wer sich das Leben nimmt, entzieht sich damit der irdischen Gerechtigkeit. Die Androhung einer Strafe dafür, die ja nur im Falle eines mißglückten Versuchs wirksam werden könnte, bleibt daher weitgehend theoretisch. Und auf einen Menschen, der entschlossen ist, sich das Leben zu nehmen, und der im allgemeinen davon ausgeht, daß sein Unterfangen Erfolg hat, dürfte eine Strafandrohung weder abschrekkend noch erzieherisch wirken.

Um aber den grundsätzlichen Entscheidungsanspruch des Staates gegenüber seinen Bürgern auf diesem Gebiet aufrechtzuerhalten, werden »erfolglose« Selbstmörder in vielen Ländern und auch in der Bundesrepublik in der Regel als »psychisch nicht gesund« zur Beobachtung ihres Geisteszustandes in psychiatrische Anstalten eingewiesen und auf diesem Wege zwar nicht bestraft, aber wenigstens »unter Kuratel gestellt«.

Dies macht deutlich, daß der Staat prinzipiell an seinem Anspruch auf Entscheidung über die Lebensdauer seiner Bürger festhält. Und deshalb wird nicht nur bestraft, wer einen anderen gegen seinen Willen umbringt, sondern auch der, der ihn auf sein Verlangen hin tötet. Die Strafe dafür ist jedoch niedriger. Eine solche Tat kann ja nicht als Verletzung eines fremden Rechtsgutes, nämlich des Lebens des Getöteten, geahndet werden, weil der Getötete mit der Tat und mit seinem Tod einverstanden war. Aber die Tötung eines Menschen auch mit dessen Einverständnis, ja sogar auf dessen Verlangen wird von der Obrigkeit als Verstoß gegen die staatlichen Ordnungsprinzipien empfunden, deren Wahrung sie allein als ihre Sache betrachtet.

Daß zu den wichtigsten Aufgaben des Staates der Schutz des Lebens seiner Bürger gehört, bestreite ich nicht. Aber diese Verpflichtung des Staates beruht auf dem Schutzanspruch des einzelnen. Sie ergibt sich nicht aus einem staatlichen Recht, über Leid und Leben seiner Bürger zu verfügen. Nach heutiger Ansicht der Obrigkeit bedeuten Geburt und Tod jedoch in erster Linie Eintritt und Austritt aus der staatsbürgerlichen Gemeinschaft, werden als solche denn auch amtlich registriert. Und jede »nicht autorisierte Einwirkung« auf den »natürlichen Ablauf der Dinge« wird von ihr als unzulässiger Eingriff in die von ihr beanspruchte Entscheidungssphäre betrachtet und daher von Amts wegen bestraft.

Das gilt auch für die Sterbehilfe. Denn auch der Arzt, Verwandte oder Freund, der einem Schwerkranken auf dessen Wunsch zu einem weniger schmerzhaften und schnelleren Tod verhilft, verkürzt ja dessen Lebenszeit, tötet ihn oder hilft zumindest bei seiner Tötung. Grundsätzlich ist Sterbehilfe, von der Obrigkeit her gesehen, deshalb als Eingriff in die Lebensdauer eines Bürgers unerlaubt und strafbar.

Daß die Rechtssprechung hier heute vielfach milder urteilt, Sterbehilfe leistende Ärzte milder bestraft oder unbestraft läßt, weil sie solches Handeln unter bestimmten Umständen nicht mehr als Verkürzung des Lebens, sondern als Schmerzbeseitigung und Leidensverringerung, also als Teil der ärztlichen Therapie wertet, hat besondere Gründe, die in diesem Buch an anderer Stelle zu untersuchen sind. Grundsätzlich hält der Staat an seinem Anspruch auf Entscheidungsgewalt über das Leben und die Lebensdauer seiner Bürger fest.

Unsere »Halbgötter in Weiß«

Auch die Ärzte machen auf diesem Gebiet Ansprüche geltend. Allerdings sind sie anderer Natur als die Ansprüche von Kirche und Staat. Ärzte beanspruchen kein Recht, über die Lebensdauer ihrer Patienten zu entscheiden, ihr Leben zu verkürzen oder zu verlängern. Sie lehnen dies sogar ausdrücklich ab. Aber von ihrem Urteil hängt ab, ob ein Kranker als heilbar oder unheilbar eingestuft wird. Das wiederum bestimmt die Behandlung und die Medikamente, die er erhält. Und das entscheidet nicht selten über die Dauer seines Lebens.

Außerdem kann der Arzt mit Hilfe der von der Wissenschaft entwickelten Apparate und Medikamente Schwerverletzte, die noch vor zwanzig Jahren innerhalb einiger Stunden oder sogar Minuten verstorben wären, heute für Tage, Monate, ja unter Umständen sogar für Jahre am Leben erhalten, möglicherweise als Krüppel, möglicherweise, wie Professor Frey es formuliert, als bloße »Herz-Lungen-Präparate«; aber seine Behandlung verlängert künstlich das nach dem »normalen Lauf der Dinge« längst beendete Leben dieser Menschen. Auf der anderen Seite kann er durch Verabreichung einschläfernder Mittel oder auch nur durch Unterbrechung der medizinischen Behandlung das Leben eines Menschen erheblich verkürzen oder sogar beenden.

Er verfügt also über ein großes, nicht selten sogar entscheidendes Maß an Macht. Macht allein verleiht allerdings kein Recht. Die Ärzte im Krankenhaus von New Jersey, die die seit einem Jahr bewußtlose Karen Quinlan gegen den Willen ihrer Eltern am Leben erhielten, beriefen sich denn auch darauf, daß ihnen ihr Beruf, Standesethos wie die Gesetze des Staates die Pflicht auferlegten, menschliches Leben unter allen Umständen zu erhalten. Und Professor Julius Hackethal berief sich, als er seiner Patientin Gift zur Verfügung stellte, einerseits auf ihren Wunsch, andererseits auf die Pflicht des Arztes zur Humanität.

Als der schwerkranke Erich Schramm seinen Arzt um ein Mittel bittet, das ihn »einschlafen« läßt und damit von seinen Leiden erlöst, lehnt dieser das nicht deshalb ab, weil er medizinisch dazu nicht in der Lage wäre, und letztlich auch nicht, weil er als Arzt eine solche Handlung für falsch hält, sondern zur Begründung seiner ablehnenden Entscheidung beruft er sich auf Gott. Andere Ärzte berufen sich auf das Gesetz, auf den Staat, der eine solche Beschneidung der Lebensdauer eines Menschen grundsätzlich untersagt. Der Arzt trifft somit nur mittelbar eine Entscheidung, indem er als »Fachmann« die Heilungsaussichten eines Kranken beurteilt.

In der konkreten Auswertung seines Urteils ist er dagegen beschränkt durch die Gesetze, durch sein eigenes Gewissen und durch die Wünsche des Patienten. Dieser erwartet im allgemeinen von ihm, daß er alles tut, um sein Leben zu erhalten. In gewissen Fällen bittet er ihn aber auch, es abzukürzen, um seine körperlichen oder seelischen Leiden zu beenden. Als Inhaber der Macht, Wünsche zu erfüllen oder abzulehnen, steht der Arzt hierbei nicht selten zwischen staatlichem Gebot, Gewissensentscheidung und Patientenwunsch. Und das macht seine Stellung schwierig.

Denn im Gegensatz zur weltlichen und geistlichen Obrigkeit ist er an die Weisungen des Patienten gebunden. Er darf einen Patienten nicht operieren, wenn dieser ihm das nicht erlaubt, und zwar auch dann nicht, wenn die Operation für das Leben oder die Gesundheit des Patienten erforderlich ist. Zwar hängt das Leben seines Patienten praktisch von seinem Handeln und seinen Fähigkeiten ab. Aber ob er handeln, ob er das Leben des Kranken erhalten und verlängern darf, darüber darf er als Arzt in letzter Instanz nicht entscheiden.

Dies hat sogar die Kirche anerkannt. Auf dem Internationalen Kongreß für Histopathologie des Nervensystems in Rom stellte Papst Pius XII. am 14. 9. 1952 fest, »daß der Arzt als Privatperson gegen den Willen des Patienten keine Anordnungen treffen und keinen Eingriff vornehmen darf. Denn der Arzt hat über den Patienten nur soviel Vollmacht und Verfügungsrecht, als der Patient ihm gibt.«

Allerdings schränkte der Papst anschließend dieses Recht des Patienten entsprechend der katholischen Morallehre insoweit wieder ein, als dieser nicht Herr über sein Leben sei. Die Position des Arztes bleibt also zwiespältig. Obwohl die Entscheidung über Leben und Tod des Patienten praktisch vielfach in seinen Händen liegt, steht sie rechtlich nicht ihm zu, sondern wird im Namen des Staates von der Obrigkeit, im Namen Gottes von der Kirche und schließlich vom Bürger, vom Einzelnen, vom Individuum beansprucht.

Von Bürgern, die sich wehren

Der Anspruch des einzelnen wird dabei in jüngster Zeit immer lauter hörbar. Immer mehr Bürger rebellieren gegen die Einflußnahme und die Eingriffe anderer und fordern die Entscheidungsbefugnis über das eigene Leben und seine Dauer ausschließlich für sich selbst. Und hier liegt im Grunde die Wurzel des Konflikts, der die Öffentlichkeit nicht nur in der Bundesrepublik heute immer stärker beschäftigt.

Je mehr Möglichkeiten die medizinische Wissenschaft den Ärzten in die Hand gibt, das Leben ihrer Patienten zu verlängern, und zwar unter Umständen ohne Rücksicht auf die Folgen einer solchen Verlängerung für den Betroffenen, desto lauter fordern die Betroffenen bei dieser Entscheidung zumindest ein Mitspracherecht, wenn nicht sogar das ausschließliche Recht, darüber zu bestimmen.

Für den modernen Menschen des 20. Jahrhunderts sind Geburt und Tod nicht so sehr Ein- und Austritt in eine von der Obrigkeit geordnete Bürgergemeinschaft, wie sie bei uns bis ins späte Mittelalter hinein bestand und wie die Regierenden sie, wenn auch in Form einer computergesteuerten Massengesellschaft, am liebsten heute noch hätten. Sondern er betrachtet es in erster Linie als Beginn und Ende eines individuellen Lebens und fordert deshalb auch die Entscheidungsgewalt darüber in erster Linie für sich selbst. Das wird in den verschiedensten Varianten deutlich, vom immer lauter vorgetragenen Anspruch auf »Selbstverwirklichung« bis zur überspitzten These: »Mein Bauch gehört mir.«

Im Hinblick auf die Geburt, also den Beginn des Lebens, kann sich der Bundesbürger dabei auf das Grundgesetz stützen. Es bestimmt in Artikel 2 Absatz 2 ausdrücklich: »Jeder hat das Recht auf Leben.«

Ein entsprechender Hinweis auf den Tod fehlt allerdings. Ein Recht des einzelnen auf ein friedliches, würdevolles Sterben, auf die Entscheidungsgewalt über Art und Zeitpunkt seines Todes, erkennt die ansonsten sehr moderne und demokratische bundesdeutsche Verfassung ausdrücklich nicht an.

Gegner der Sterbehilfe folgern daraus, daß dieses Recht, weil es hier nicht erwähnt wird, nach Ansicht der Väter des Grundgesetzes eben nicht dem einzelnen zusteht, sondern Gott, der Natur, der Gesellschaft oder dem Staat. Ich halte diese Ansicht für falsch. Ein Hinweis auf ein Recht des einzelnen, über seinen Tod oder über den Zeitpunkt seines Sterbens zu bestimmen, ist damals, wie ich meine, vor allem deshalb unterblieben, weil diese Frage zu jener Zeit gar nicht zur Diskussion stand. Ich halte es sogar für zweifelhaft, ob ein solches »Sterberecht« heute, wenn die Verfassung neu geschrieben würde, in ihr Aufnahme finden würde. Die Thematik ist für die Masse der Bürger dafür noch immer zu neu. Die Fortschritte der medizinischen Wissenschaft sind dafür noch immer zu jung. Die leidenschaftliche Diskussion, die heute darüber geführt wird, hat sich im Grunde ja erst innerhalb der letzten anderthalb Jahrzehnte entwickelt.

Zwar läßt schon der griechische Dramatiker Sophokles die Elektra in seiner gleichnamigen Tragödie sagen:

»Der Tod ist noch das schlimmste nicht, vielmehr den Tod ersehnen und nicht sterben dürfen.« Aber diese Klage war damals nicht gegen die Priester, die Richter oder die Ärzte gerichtet, die ein »vorzeitiges« Sterben untersagten, die Hilfe dabei mit Strafe bedrohten oder den Tod mit medizinischen Mitteln hinauszögerten, sondern sie richtete sich gegen die Götter, die den ersehnten Tod »nicht gewährten«.

Heute dagegen richtet sich der erhobene Anspruch, über die Art und vor allem den Zeitpunkt des eigenen Todes selbst zu entscheiden, gegen die Kirche, die dieses Recht im Namen Gottes abspricht, gegen die Organe des Staates, die versuchen, die Ausführung zu verhindern, und vor allem gegen die Ärzte, die jetzt in der Lage sind, Menschenleben auch gegen den Willen der Betroffenen zu verlängern, und die dies auch nicht selten tun.

Dieser Anspruch des Individuums entspricht im Grund nur dem Prinzip des »mündigen Bürgers«, in dessen Händen zumindest theoretisch ja die Staatsgewalt, also die Entscheidungsgewalt über die Entwicklung unserer Gesellschaft liegt. Er sollte also eigentlich bei den Hütern unserer Demokratie auf Verständnis und Zustimmung stoßen. Statt dessen stößt er bei ihnen nach wie vor weitgehend auf Mißtrauen und Widerstand. Unterstützung dagegen findet er vor allem bei denen, die kirchliche Autoritätsansprüche leugnen, die Macht des Staates beschneiden und die Wissenschaft in den Dienst des Menschen nicht aber den Menschen in den Dienst der Wissenschaft sowie staatlicher und nichtstaatlicher Organisationen stellen wollen.

Einer seiner engagiertesten Vertreter, der österreichische Schriftsteller Jean Améry, der sich in kategorischer Konsequenz der von ihm vertretenen These 1978 das Leben genommen hat, betont in seinem Buch »Hand an sich legen« immer wieder die »Grundtatsache, daß der Mensch wesentlich sich selbst gehört — und dies außerhalb des Netzes gesellschaftlicher Verstrickungen …« Daraus folgt für ihn, daß niemand das Recht hat, »dem anderen vorzuschreiben, auf welche Weise und im Hinblick auf was dieser seinen Eigenbesitz lebend und sterbend realisiert.«

Besonders scharf und bitter weist Améry in diesem Zusammenhang die Ansprüche des Staates und der Gesellschaft zurück:

»Sie hat, diese Gesellschaft, sich wenig gekümmert um sein Dasein und sein Sosein. Krieg wird angezettelt: man wird ihn einziehen und ihm aufgeben, daß er sich wohl bewähre inmitten von Blut und Eisen. Sie hat ihm die Arbeit genommen, nachdem sie ihn zu ihr erzog … Er fällt in Krankheit; nur leider sind zu wenig Spitalbetten da … Erst jetzt, wo er der Todesneigung nachzugeben wünscht, wo er dem Ekel vor dem Sein nichts mehr entgegenzustellen gewillt ist, wo Dignität und Humanität ihm gebieten, die Sache sauber abzutun und zu vollbringen, was er ohnehin eines Tages wird tun müssen: zu verschwinden — nur jetzt gebärdet die Sozietät sich, als sei er ihr teuerstes Stück, umstellt ihn mit scheußlichen Apparaturen und führt ihn dem höchst abstoßenden Berufsehrgeiz der Ärzte vor, die seine ›Rettung‹ auf ihr professionelles Habenkonto schreiben.«

Hier wird eines der wichtigsten Motive für die Forderung angesprochen, dem einzelnen Menschen die Entscheidungsgewalt über die Art und Zeitpunkt seines Sterbens zu überlassen: die Angst vor der Fremdbestimmung, vor dem Abgeschobenwerden in einen von medizinischen Experten gesteuerten Maschinentod.

Künstler, Schriftsteller, Dichter, wie zu Ende seines Lebens ja auch Rilke, sind besonders empfindsam. Sie spüren Entwicklungen, die gerade erst beginnen, die der Masse der Menschen noch gar nicht bewußt sind. Und die Vorstellung, einem Maschinentod ausgeliefert zu werden, die ja erst heute, da ein solcher täglich vorkommt, auch »normale« Bürger zu erschrecken beginnt, war für sie schon zu einer Zeit unerträglich, als dieser Tod noch eine Ausnahme darstellte.

Ein weiteres Motiv für die Forderung nach einer Entscheidungsbefugnis des einzelnen nicht nur über sein Leben, sondern auch über sein Sterben spricht der österreichische Schriftsteller Robert Musil an in seinem Satz: »Es mag sein, daß das Leben der meisten Menschen so bedrückt, so schwankend, mit so viel Dunkel in der Helle und im ganzen so verkehrt verläuft, daß erst durch eine entfernte Möglichkeit, es zu beenden, die ihm innewohnende Freude befreit wird.«

Musils (1880–1942) Haltung liegen christliche Motive zugrunde. Für ihn bedeutet der Tod das Verlassen des irdischen Jammertals. Nur daß er den Zeitpunkt dieses Verlassens, also des Sterbens, unter bestimmten Umständen nicht allein Gott überlassen möchte, wie die Christen es fordern, sondern dem leidenden Menschen. Wem das Leben zu schwer wird, der hat unter Umständen vielleicht ein Recht, es vorzeitig zu beenden oder wenigstens eine vorzeitige Beendigung in Erwägung zu ziehen, so lautet seine vorsichtig formulierte und dichterisch verklausulierte These.

Hier wird zugleich ein Thema angesprochen, das in der Diskussion über die Sterbehilfe heute eine wichtige, vielleicht eine entscheidende Rolle spielt: die Abkürzung und die Beendigung von Leiden.

Die Franzosen Claude Guillon und Yves Le Bonnier, die mit ihrem Buch »Gebrauchsanleitung zum Selbstmord« Stürme der Entrüstung, aber auch Wogen der Zustimmung auslösten und deswegen sogar bei der Staatsanwaltschaft angezeigt wurden, formulieren den kurzen Satz: »Der Freitod ist ein Privileg des Humanen.«

Humanität steht hier, wie die Autoren deutlich machen, für Erlösung von körperlichen wie von seelischen Leiden. Es gibt für sie keinen Grund, Menschen gegen ihren Willen physisch oder psychisch leiden zu lassen, wenn wir dazu in der Lage sind, diese Leiden abzukürzen oder zu beenden. Anders ausgedrückt: Der Mensch hat zwar ein Recht, aber keine Pflicht zu leben.

Diese extrem liberale Grundanschauung wird verständlicherweise von allen Institutionen bekämpft, die Machtansprüche gegenüber dem Individuum geltend machen. Das gilt für die christliche Kirche, die das moralische Verhalten der Menschen bestimmen will, ebenso wie für den Staat, der seine Bürger als Dienende und Ausführende seiner Weisungen braucht. Ein Recht des Individuums auf Selbstbestimmung, das seinen Höhepunkt in der Entscheidung über den eigenen Tod findet, mag er schon gar nicht akzeptieren. Denn auf diesem Wege könnte sich der Bürger ja seiner Befehlsgewalt entziehen.

Diese Haltung vertreten daher nicht nur absolutistisch und totalitär, sondern auch demokratisch regierte Staaten, wie ein Urteil des Bundesgerichts in Karlsruhe aus dem Jahre 1954 erkennen läßt, das feststellt, daß »niemand selbstherrlich über sein eigenes Leben verfügen und sich den Tod geben darf.«

Diese Feststellung entspricht der in der Bundesrepublik nach wie vor gültigen Auffassung, daß nicht der einzelne, sondern daß Gott, eine höhere Macht, der Staat oder die Gemeinschaft Herr unseres Lebens ist. (Staat und Gemeinschaft zeigen das sehr deutlich in ihrem Anspruch darauf, daß der Bürger ihnen — wenn nötig — sein Leben opfert.) Daraus folgt, daß auch die Entscheidung über Zeitpunkt und Art der Beendigung seines Lebens nicht dem einzelnen zusteht, sondern einer »höheren Instanz«. Mit seinem Urteil befindet sich das Bundesgericht somit im Einklang, zwar vielleicht heute nicht mehr mit der überwiegenden öffentlichen Meinung, wohl aber mit der Obrigkeit wie natürlich auch mit der Kirche.

Die Tatsache, daß der Selbstmord oder richtiger der Selbstmordversuch in der Bundesrepublik nicht bestraft wird, widerspricht dem nur scheinbar. Denn die Straflosigkeit der Selbsttötung bedeutet ja nicht, daß der Staat eine solche Handlung billigt oder auch nur für zulässig hält. Sie resultiert lediglich aus der Einsicht, daß man einen Menschen, der sich selbst umgebracht hat, dafür nachträglich nicht mehr bestrafen kann, und daß jemand, dem der Versuch, sich zu töten, mißglückt ist, sich vermutlich weder durch eine Bestrafung noch durch eine Strafandrohung von einem neuen Versuch abhalten lassen wird. Sie ist also das Ergebnis einer Erfolgsüberlegung, nicht einer moralischen Wertung.

Was für den Täter, also den sogenannten Selbstmörder, gilt, gilt in gleichem wenn nicht sogar in noch stärkerem Maß für den Helfer. Da die »vorzeitige« Beendigung des eigenen Lebens als verwerflich gilt, muß die Hilfe zum Sterben eines anderen ebenfalls als unerlaubt gelten. Und der einzelne, der das Entscheidungsrecht darüber für sich selbst oder für seinen Nachbarn beansprucht, wird stets mit dem Widerspruch und dem Widerstand der Organisationen rechnen müssen, in die er geboren wurde und denen er angehört.

3. Sterben wird aus dem Leben verdrängt

Der 28jährige Klaus Schwarz* liegt im Krankenhaus — seit über acht Wochen. Bei einem Sportunfall wurde er schwer verletzt: Halswirbelbruch. Über zwei Wochen lang lag er auf der Intensivstation. Dann hatte man ihn soweit zusammengeflickt, daß keine Lebensgefahr mehr bestand. In einigen Wochen oder auch Monaten soll er in ein Pflegeheim verlegt werden. Zwei Drittel seines Körpers sind gelähmt. Er ist für immer an den Rollstuhl gefesselt, wird immer von Menschen, die ihn pflegen, abhängig bleiben.

»Die hätten mich sterben lassen sollen«, sagt er bitter, »gleich nach dem Unfall, ehe ich richtig wieder zu Bewußtsein kam. Das hier ist doch kein Leben.«

Er ist — oder war — Automechaniker von Beruf, leidenschaftlicher Sportler — Skilaufen und Wasserball —; seine Freundin ist Sportlehrerin. Er hatte vor, seinen Kfz-Meister zu machen. Dann wollte er, sobald er das Geld dafür

* Name wurde geändert

zusammen hatte, eine eigene Werkstatt eröffnen. Danach wollten sie heiraten, seine Freundin und er — jedenfalls hatten sie mehrfach darüber gesprochen. Sie wollte gern Kinder haben. Und gegen einen Jungen, der ein guter Skiläufer würde, hätte auch er nichts einzuwenden gehabt …

»Diese Ärzte sind Idioten«, murmelt er verzweifelt, »immer hab' ich gesagt, wenn ich mal sterbe, will ich nichts davon merken, umfallen und weg, alles andere ist doch Quälerei — und da passiert so was, und diese Blödmänner klemmen mich hier fest. Jetzt krepiere ich langsam vor mich hin und kann darüber auch noch dauernd nachdenken.«

Seine Freundin versteht ihn, auch wenn sie ihm dies nicht sagt. Leben heißt für sie ihren Beruf ausüben, der ihr Spaß macht, sich die Wohnung hübsch einrichten, ab und zu ausgehen, tanzen, Urlaub machen, reisen — aber nicht im Rollstuhl hocken und ans Sterben denken. Denn an was sonst könnte ihr Freund im Rollstuhl sonst schon denken?

Auch sein Vater versteht ihn. Er hat lange mit den Ärzten gesprochen. Hoffnung auf Heilung besteht nicht. Auch nicht auf Besserung. Damit besteht auch keine Aussicht auf einen vernünftigen Beruf, jedenfalls nicht für einen Jungen, wie Klaus einer ist. Sehr alt wird er ohnehin nicht werden, haben ihm die Ärzte auf seine Frage hin gesagt. Dazu ist er zu sehr angeschlagen.

»Ich möchte natürlich, daß er möglichst lange am Leben bleibt, wer möchte das als Vater nicht, und wir tun alles, um ihm das Leben zu erleichtern«, versichert er, »aber daß er lieber nicht wieder aufgewacht wäre, kann ich verstehen. Ich in seiner Lage würde wahrscheinlich genauso denken. Zehn, womöglich zwanzig Jahre nichts tun können, nur auf den Tod zuleben und wahrscheinlich dauernd daran denken — schrecklich! Also wenn's bei mir mal soweit ist, sage ich auch: Am besten nichts merken und weg.«

Seine Großmutter war da anders, erinnert er sich. Die hat schon, als sie noch völlig gesund war, ab und zu vom Sterben geredet. Er war damals noch ein Junge. Aber er erinnert sich daran noch ganz genau. Man muß rechtzeitig ans Sterben denken, hat sie immer gesagt, Sterben gehört zum Leben. Und als sie dann schwer krank wurde und der Arzt ihr irgendwelche starken Mittel gegen die Schmerzen geben wollte, hat sie das abgelehnt. Solche Medikamente verdüsterten das Bewußtsein, hat sie gesagt. Sie wollte das Sterben bewußt erleben. Schließlich hatte sie seit Jahren darüber nachgedacht.

Der Vater denkt darüber nicht nach. Er kann das Gerede über das Sterben und den Tod nicht ausstehen. Sterben ist eine scheußliche Sache. Und niemand weiß, was danach kommt, ob danach überhaupt noch was kommt. Deshalb hat es auch keinen Zweck, darüber nachzugrübeln. Am besten ist, nicht daran zu denken, jedenfalls solange man gesund ist und sein Leben genießen kann. Die meisten seiner Bekannten halten es übrigens genauso.

Bloß nicht ans Sterben denken

Nicht nur die meisten seiner Bekannten halten es so, sondern vermutlich ein erheblicher Teil der heute lebenden Bundesbürger. An das Sterben denkt man nicht. Vom Tod, jedenfalls dem eigenen, der einem bevorsteht, wird nicht gesprochen. Früher sah man dem Tod entgegen, weil man über ihn nachgedacht hatte. Da man heute nach Möglichkeit nicht über ihn nachdenkt, versucht man, sich um ihn »herumzumogeln«, indem man sein bewußtes »Erleben« vermeidet. Und hier liegt eine Erklärung dafür, warum das Thema Sterbehilfe heute bei uns so viele beschäftigt. Neben dem Fortschritt der medizinischen Wissenschaft, dem ständig größer werdenden Handlungsspielraum unserer Ärzte, menschliches Leben zu verlängern und zu verkürzen, ist eine entscheidende Ursache dafür die veränderte Einstellung der Menschen zum Tod und zum Sterben.

Im Mittelalter lebten die Menschen mit ihrem Tod. Viele bereiteten sich Jahre, unter Umständen sogar Jahrzehnte auf ihn vor. Denn Sterben gehörte zum Leben wie Krankwerden, Heiraten, Kinderkriegen. Man beschäftigte sich damit, wie man sich heute mit dem Kauf einer Wohnung in einem Seniorenheim oder mit dem Plan für eine große Reise nach der Pensionierung beschäftigt.

Früher war man gar nicht in der Lage, das Sterben aus dem Leben zu verdrängen, wie man das heute tut. Dazu war der Tod zu allgegenwärtig. Kriege, Seuchen, Raubüberfälle — das Leben war ja nicht annähernd so gesichert wie heute. Auch spielte das Leben eines Bürgers eine viel geringere Rolle. Die Obrigkeit interessierte sich für ihn nur wenig.

Außerdem gab es weniger Ablenkungen. Die Zahl der Möglichkeiten, das Leben zu genießen, war wesentlich geringer als heute. Sicher, die großen Herren sammelten Ländereien, Pelze, Schmuck, auch Geld. Aber der normale Bürger wurde nicht wie heute vom frühen Morgen bis tief in die Nacht hinein mit Kauf- und Unterhaltungsangeboten überschüttet. Seine Gedanken kreisten um seine Familie, seinen Beruf, sein Leben — und damit auch um seinen Tod.

Wir leben heute in einer Konsumgesellschaft. Konsumieren ist zum Maßstab für den Lebensgenuß und vielfach zum Lebensinhalt geworden. Und da sich die Konsummöglichkeiten ständig vergrößern — zumindest wird dies uns Bürgern so dargestellt —, brauchen wir jeden freien Tag, jede freie Stunde, um sie zum Konsumieren zu benutzen. Denn das bedeutet nach Ansicht vieler, wenn nicht der meisten, Leben. Da bleibt für Gedanken über das Nicht-mehr-Leben, also über das Sterben, gar keine Zeit. Wer an das Sterben denkt, der verschwendet Zeit, die er zum Konsumieren, also zum Leben besser nutzen könnte. Und da die meisten keine Zeit vergeuden wollen, verdrängen sie nach Möglichkeit die Gedanken an das Sterben und an den Tod.

Hinzu kommt die Ungewißheit über das, was nach dem Tod kommt, und zugleich der rückläufige Einfluß der Kirche. Wir leben im Zeitalter der Wissenschaft. Sie erklärt uns, wie Leben entsteht, wie unser Körper funktioniert, wie man Krankheiten heilt, mehr Lebensmittel produziert, wie man Flugzeuge in den Himmel und Raumfähren ins Weltall schickt.

Was nach dem Tod kommt, ist dagegen wissenschaftlich nicht erforschbar. Entgegen allen gelegentlich aufkeimenden Hoffnungen, daß unsere Wissenschaft auch dieses Rätsel noch lösen werde, haben sich die meisten von uns inzwischen damit abgefunden, daß uns das nicht gelingt. Was nach dem Tode kommt, bleibt für uns unerforschbar. Und Dinge, die wir nicht erklären können, verdrängen wir nach Möglichkeit aus unseren Gedanken. Schließlich sind wir rationale Wesen. Unsere Rationalität hat uns Sicherheit verschafft, und daran haben wir uns gewöhnt. Als rationale Wesen verlangen wir Sicherheit über die Folgen unseres Handelns. Was sich nicht berechnen läßt, davon wollen wir nichts wissen — nicht umsonst bedeutet die Feststellung, ein Mensch sei nicht berechenbar, heute schärfste Kritik.

Im Mittelalter bot die Kirche dem Menschen jene von ihm verlangte Sicherheit, die ihm heute die Wissenschaft verspricht. Im Gegensatz zur Wissenschaft verkündete sie damals, was den Menschen nach seinem Tod erwartete — je nachdem wie er sich hier im Diesseits verhielt. Damit wurden die Folgen von Sterben und Tod, jedenfalls nach Ansicht der damals Lebenden, berechenbar.

Deshalb erschien es damals sinnvoll, darüber nachzudenken. Da nach Ansicht der Kirche das Verhalten im Diesseits das Schicksal des einzelnen im Jenseits entscheidend beeinflußte, mußte man dies sogar tun. Die Masse der Menschen glaubte damals, jedenfalls bei uns in Europa, an eine Fortsetzung ihres Lebens nach dem Tode. Dies führte zwangsläufig zur Einbeziehung des Sterbens in das Leben. Und das hatte zur Folge, daß die Menschen mit dem Tod lebten und über das Sterben nachdachten.

Da uns heute Lebenden die Wissenschaft das, was uns nach unserem Tode erwartet, nicht erklären kann, konzentrieren wir unsere Gedanken auf das Diesseits, anders ausgedrückt, auf das Leben bis zum Tod. Wir wissen zwar, daß wir sterben müssen. Aber da man uns nicht sagt, was uns das »bringt«, beschäftigen wir uns damit möglichst wenig.

Der früher weitverbreitete Wunsch der Menschen, ihr eigenes Sterben bewußt zu »erleben«, ist auf diese Weise vielen der heute Lebenden — zumindest in der aufgeklärten Bundesrepublik — unverständlich, vor allem weil Sterben häufig mit Schmerzen verbunden ist und weil wir Schmerzen auszuschalten versuchen. Sicherlich gibt es auch heute Menschen, die ihr Sterben »erleben« wollen. Aber sie sind im Gegensatz zu früher eine Minderheit. Die meisten wollen das, was nun einmal unvermeidbar ist, unter möglichst geringen Schmerzen möglichst rasch hinter sich bringen wie eine Mandeloperation, die notwendig ist, die aber dadurch, daß man vorher lange über sie nachdenkt, auch nicht angenehmer oder erfreulicher wird. Und nachdem die Entwicklung der medizinischen Wissenschaft die Erfüllung solcher Wünsche immer leichter macht, gehört Sterbehilfe heute nach Ansicht mancher Bundesbürger bereits zum normalen Aufgabenbereich des Arztes.

Vor diesem Hintergrund führen Kirche und Staat mit ihrem Widerstand gegen Sterbehilfe zumindest auf lange Sicht, wie ich glaube, nur noch Rückzugsgefechte. Das gilt besonders für die Kirche, jedenfalls solange wir in einer vorwiegend materialistisch orientierten Konsumgesellschaft leben.

Der Staat kann für seinen Widerstand immerhin noch geltend machen, daß Sterbehilfe im Interesse Überlebender mißbraucht werden kann und daß er seine Bürger davor schützen muß. Zu seinen Aufgaben gehört es schließlich, zu verhindern, daß der Neffe seinen reichen Erbonkel unter dem Vorwand, ihm das Sterben zu erleichtern, umbringt und dann auch noch straffrei bleibt, weil Sterbehilfe ja legal ist und ihre Umstände deshalb auch nicht genauer überprüft werden.

Doch ist dies ein Argument rein juristischer Natur. Hier ist daher der Gesetzgeber gefordert. Zwar ist es sicherlich schwierig, zwischen einer aus humanen Motiven geleisteten Sterbehilfe und ihrer verbrecherischen Ausnutzung im Einzelfall juristisch eindeutig zu unterscheiden. Aber solche Schwierigkeiten, die aus der Frage nach dem Motiv resultieren, gibt es auch auf anderen Gebieten des Strafrechts. Damit können unsere Politiker ihre bisherige Weigerung, sich mit dem Thema zu befassen, daher kaum rechtfertigen. Und gegen die immer stärker werdende Forderung nach mehr Schmerzlinderung und mehr Selbstbestimmung beim Sterben wird sich ein solches Argument auf die Dauer kaum durchsetzen.

Das Sterben soll nun einmal, so verlangen es die aufgeklärten und auf Nutzung alles »Machbaren« eingestellten Bürger unserer Zeit, nicht nur möglichst schmerzlos, sondern auch möglichst unbewußt und unauffällig vor sich gehen. Deshalb wird das Thema Sterbehilfe in Zukunft mit Sicherheit eine zunehmend wichtigere Rolle in unserer Gesellschaft spielen.

III. Sterbehilfe als Verbrechen

1. Hilfe durch Nichtstun

Der »Fall« ist bekannt. Er hat nicht nur das Bundesgericht in Karlsruhe beschäftigt, sondern er hat auch eine lebhafte, zeitweise sogar leidenschaftliche Diskussion in der bundesdeutschen Öffentlichkeit ausgelöst.

Als der Krefelder Arzt Dr. Herbert Wittig eines Nachmittags seine Patientin Charlotte Uhrmacher im Rahmen eines vereinbarten Besuches aufsuchen will, findet er ihre Wohnungstür verschlossen. Mit Hilfe eines Zweitschlüssels verschafft er sich Einlaß in die Wohnung. Dort findet er die 76jährige »im Zustand schwerster Vergiftung«.

Ihr Puls ist nicht mehr fühlbar. Ihr Atem geht nur noch stoßweise alle zehn Sekunden. In ihren gefalteten Händen hält sie ein Photo ihres vor zwei Jahren verstorbenen Mannes. Auf dem Nachttisch liegt neben leeren Morphium-Ampullen und Tabletten ein Zettel, auf dem steht: »An meinen Arzt. Bitte kein Krankenhaus. Erlösung. Ich will zu meinem Peterle.«

Charlotte Uhrmacher hatte dem Arzt gegenüber bereits mehrfach den Wunsch geäußert, ihrem nach 50jähriger Ehe gestorbenen Mann, den sie Peterle nannte, in den Tod zu folgen. Sie war krank, und sie wollte nicht mehr leben. »Im Vollbesitz ihrer geistigen Kräfte«, wie sie ausdrücklich feststellte, hatte sie schriftlich verfügt, daß sie im Falle einer schweren Erkrankung nicht an irgendwelche lebensverlängernden Maschinen angeschlossen werden wollte.

Ihr Arzt akzeptiert den letzten Willen seiner Patientin, zumal ihm ärztliche Hilfe ohnehin nicht mehr aussichtsreich erscheint. Er verzichtet darauf, einen Krankenwagen zu rufen. Statt dessen wacht er, zusammen mit einem Nachbarn, am Bett der Sterbenden bis zu ihrem letzten Atemzug.

Wegen Tötung auf Verlangen (§ 216 Strafgesetzbuch) und unterlassener Hilfeleistung (§323c StGB) angeklagt, wird er vom Landgericht Krefeld freigesprochen. Die Staatsanwaltschaft bringt den Fall vor das Bundesgericht. Der dritte Strafsenat des Bundesgerichtshofes bestätigt jedoch den Krefelder Freispruch.

»Der Arzt darf berücksichtigen«, stellen die Karlsruher Richter fest, »daß es keine Rechtsverpflichtung zur Erhaltung eines verlöschenden Lebens gibt.«

Allerdings ist dieses Urteil, wie der Gerichtsvorsitzende schon während der Verhandlung ankündigt, strikt »fallbezogen«. Charlotte Uhrmacher lag bereits im Sterben. Indem der Arzt keine Versuche machte, sie gegen ihren Willen ins Leben zurückzurufen, verhalf er ihr somit nicht »zum Sterben«, sondern half ihr nur »beim Sterben«. Wäre er zwei Stunden früher in die Wohnung gekommen, zu einem Zeitpunkt, als ein sofortiges ärztliches Eingreifen noch Aussicht auf Erfolg geboten hätte, hätte er nach geltendem Recht mit einer Bestrafung zumindest wegen »unterlassener Hilfeleistung«, möglicherweise sogar wegen »Tötung auf Verlangen« rechnen müssen, obwohl seine Patientin ihn ausdrücklich ersucht hatte, sie nicht am Sterben zu hindern.

Das Urteil des Bundesgerichts hat trotz seines Freispruchs für den Arzt weitverbreitete Kritik ausgelöst und wie ich meine, zu Recht. Das Krefelder Landgericht hatte den Arzt freigesprochen mit der Begründung, eine »Tötung auf Verlangen« scheide aus, weil Charlotte Uhrmacher selbst bewußt den Freitod wählte, weil der Arzt sich nur ihrem frei verantwortlichen Willen untergeordnet habe und weil Beihilfe zum Selbstmord straflos sei. Als »Unglücksfall«, der ihn gemäß § 323c StGB zur Hilfeleistung verpflichtet, hätte der Vorfall aber auch nicht betrachtet werden können, hatten die Krefelder Richter erklärt, weil er von der Verstorbenen ja bewußt und absichtlich herbeigeführt worden war. Folglich könne der Arzt auch nicht wegen unterlassener Hilfeleistung bestraft, sondern müsse freigesprochen werden. Der Bundesgerichtshof dagegen stellt in seinem Urteil nur auf den bereits eingeleiteten Prozeß des Sterbens ab.

Hier wird das ganze Ausmaß nicht nur der tatsächlichen Möglichkeiten der Sterbehilfe, sondern auch ihrer juristischen Wertung erkennbar. Wer einem Menschen Mittel zur Verfügung stellt, mit deren Hilfe dieser Selbstmord begeht, macht sich nicht strafbar, auch wenn er weiß, daß der Empfänger sich mit Hilfe dieser Mittel das Leben nehmen will. Das deutsche Strafrecht stellt auf die Täterschaft ab. Hätte Dr. Wittig seiner Patientin das Morphium gespritzt, wäre er verurteilt worden, obwohl er damit nur ihre Wünsche erfüllt hätte, weil dann nicht sie, sondern er der Täter gewesen wäre.

Außer der Täterschaft kommt es zusätzlich noch darauf an, ob der Tod durch ein Handeln oder durch ein bloßes Unterlassen verursacht wird. Wer einem Kranken eine Spritze gibt, die sein Herz zum Stillstand bringt, begeht aktiv eine Tötungshandlung, gleichgültig ob der Getötete ihn flehentlich darum gebeten hat oder nicht. Wer es dagegen nur unterläßt, einen Sterbenden zu »revitalisieren«, wie die Mediziner es nennen, weil der Sterbende dies nicht will, der handelt nicht aktiv. Er unternimmt zwar nichts, um den Tod des Kranken zu verhindern, obwohl er vielleicht laut Gesetz (§ 323 c StGB) und zusätzlich auf Grund seines Berufes als Arzt dazu verpflichtet wäre, sondern er läßt das Sterben nur geschehen und bleibt damit passiv. Und das wird, juristisch inkonsequent, in der Bundesrepublik strafrechtlich nicht verfolgt.

Drei Viertel aller Bundesbürger bejahen Sterbehilfe

Professor Eduard Ungeheuer, Chirurg an der Universität Frankfurt, hat im Rahmen einer öffentlichen Anhörung vor dem Rechtsausschuß des Bonner Bundestages am 15. Mai 1985 die »ethischen und medizinischen Grundsätze« erläutert, die das ärztliche Handeln »bei der Begleitung eines sterbenden Menschen« bestimmen.

Danach ist die sogenannte passive Sterbehilfe, nämlich der Verzicht auf technisch mögliche ärztliche Maßnahmen zur Verlängerung des Lebens bei einem Todkranken, die nur sinnloses und menschenunwürdiges Leiden verursachen, nicht nur zu verantworten, sondern sie gehört sogar zu den ärztlichen Pflichten. Ein Arzt, der darauf verzichtet, das Leben eines bei einem Verkehrsunfall tödlich verletzten Kindes mit Hilfe von Medikamenten und Apparaten künstlich um drei Tage zu verlängern, weil er weiß, daß das Kind auf Grund seiner Verletzungen keine Chance hat, länger zu überleben, und weil eine Lebensverlängerung dem Kind außerdem nur Leiden bescheren würde, der macht sich damit nicht strafbar, sondern der erfüllt im Gegenteil nur seine Pflicht. Darüber war sich die überwiegende Mehrheit der Teilnehmer der öffentlichen Anhörung einig.

Voraussetzung dafür ist allerdings nicht nur die Unheilbarkeit der Krankheit des Patienten, sondern hinzukommen muß, daß eine künstliche Verlängerung seines Lebens ihm schwere und sinnlose Leiden verursachen würde. Bloße Unheilbarkeit einer Krankheit, die dem Patienten bei einer Verlängerung seines Lebens keine schweren Leiden beschert, reicht dagegen nach Ansicht der Mehrzahl der in Bonn zu diesem Thema vernommenen Experten nicht aus.

Hier wird, wie ich meine, die innere Widersprüchlichkeit der bundesdeutschen Situation auf dem Gebiet der Sterbehilfe erkennbar. Bundesjustizminister Hans Engelhardt hat wiederholt versichert, es sei »zu Recht strafbar, das Leben eines anderen gezielt zu beenden«, auch wenn dies auf dessen ausdrücklichen Wunsch geschehe. Aber wer einem schwerverletzten Kind die Medikamente nicht gibt, die es weiter am Leben erhalten würden, und sei es auch nur für drei Tage, der beendet dadurch ja auch »gezielt« vorzeitig dessen Leben. Daß dies »nur« durch Unterlassen und nicht durch Handeln geschieht, spielt praktisch dabei doch keine Rolle. Das Ziel, das Leben des Kindes abzukürzen, ist genau das gleiche wie das Motiv, dem Kind unnötige weitere Leiden zu ersparen. Die unterschiedliche juristische Wertung der beiden Verhaltensarten erscheint mir daher kaum vertretbar.

Der Unterschied zwischen Handeln und Geschehenlassen, zwischen sogenannter aktiver und passiver Sterbehilfe widerspricht meines Erachtens der Logik. Wer tatenlos zusieht, wie ein Mensch ertrinkt, obwohl er ein guter Schwimmer ist und ihn retten könnte, ist an dessen Tod, zumindest moralisch gesehen, doch nicht weniger schuldig als einer, der einen Nichtschwimmer ins tiefe Wasser stößt. Daß nach unserem Gesetz der eine wegen einer Tötungshandlung eingesperrt, der andere dagegen höchstens wegen unterlassener Hilfeleistung mit einer Geldstrafe belegt wird, erscheint mir widersinnig.

Trotzdem halten Gesetzgeber wie Richter an dieser Unterscheidung fest. Und der Bundesjustizminister begründet die Ablehnung aller Änderungsvorschläge und Forderungen auf diesem Gebiet mit der Behauptung, die Rechtslage sei klar und eindeutig, eine Reform der Bestimmungen sei überflüssig, zumal diese voll den Wünschen der Bevölkerung entsprächen, die Öffentlichkeit müsse lediglich vor einer »Verunsicherung« durch »spektakuläre Vorgänge« auf dem Gebiet der Sterbehilfe geschützt werden.

Was die angebliche Klarheit und Eindeutigkeit der rechtlichen Situation auf dem Gebiet der Sterbehilfe angeht, so beweist der »lediglich fallbezogene« Freispruch des Arztes Dr. Wittig im Fall der Charlotte Uhrmacher durch den Bundesgerichtshof genau das Gegenteil. Bereits eine kleine zeitliche Verschiebung der Tatumstände bei ansonsten unveränderter Situation — Todeswunsch der Patientin, aber früheres Eintreffen des Doktors — hätte dem Arzt anstelle eines Freispruchs eine Verurteilung eingetragen.

Aber auch die behauptete Übereinstimmung der Rechtslage mit den Wünschen der Bevölkerung entspricht nicht den Tatsachen. Seit Anfang der siebziger Jahre haben fast alle Meinungsforschungsinstitute der Bundesrepublik in immer neuen Umfragen die Ansichten der Bundesbürger zu diesem Thema zu erfahren versucht. Die Ergebnisse der Umfragen sind bei allen die gleichen: Die Zulässigkeit wenigstens der passiven Sterbehilfe wird von einer ständig wachsenden Mehrheit der Bevölkerung bejaht.

1977 befragte der Fernsehpublizist Werner Höfer 100 prominente Bundesbürger aus Politik, Wirtschaft, Kultur und Sport zu diesem Thema. 69 der Befragten antworteten; 47 von ihnen — das sind über zwei Drittel der Antwortenden — sprachen sich für die Zulassung der passiven Sterbehilfe aus, darunter die Theologen Pastor Heinrich Albertz und Dorothee Sölle, Professor Frank Böckle und der konservative niedersächsische Ministerpräsident Ernst Albrecht. Nur drei — unter ihnen Max Schmeling — traten für eine Lebensverlängerung um jeden Preis ein. Allerdings plädierten bei dieser Umfrage nur vier der Antwortenden — darunter der ehemalige Bundesbankpräsident Karl Klasen — für eine aktive Sterbehilfe, also für die Zulassung der Verkürzung des Sterbens und damit auch des Lebens durch eine ärztliche Maßnahme.

Bei einer vom *Allensbacher Institut für Demoskopie* im Herbst 1984 zu diesem Thema durchgeführten Umfrage billigten drei Viertel aller Befragten die heute stillschweigend gewährte Straffreiheit für Ärzte bei passiver Sterbehilfe. Zwei Drittel forderten darüber hinaus Straffreiheit auch für eine aktive Sterbehilfe, also für ein gezieltes aktives Eingreifen des Arztes, etwa durch Verabreichung eines todbringenden Medikaments auf ausdrücklichen Wunsch des Patienten. Einige Jahre vorher hatte sich dafür nur gut die Hälfte der Befragten ausgesprochen.

Im Frühjahr 1986 wurde diese Einstellung bestätigt. Bei einer erneuten Umfrage des *Allensbacher Instituts für Demoskopie* sprachen sich 64 Prozent der Befragten für eine aktive Sterbehilfe aus und billigten das Vorgehen von Professor Hackethal. Nur 20 Prozent der Befragten waren dagegen.

Hier wird eine tiefgreifende Veränderung in der Einstellung der bundesdeutschen Bevölkerung zur Sterbehilfe erkennbar. Passive Sterbehilfe ist bei uns inzwischen beinahe unumstritten. Bei leidenden und unheilbar Kranken werden in der Intensivstation von humanen Ärzten die Geräte abgestellt, keine Wiederbelebungsversuche mehr unternommen, keine Antibiotika mehr verabreicht, ohne daß jemand dem Arzt deswegen Vorwürfe macht oder deswegen Anzeige gegen ihn erstattet.

Vor zehn Jahren war dies noch anders. Damals war ein erheblich größerer Teil der Bundesbürger noch von den neuen Möglichkeiten der Medizin fasziniert, die das »Leben« eines Menschen durch komplizierte Apparate und immer neue Medikamente verlängern können, so daß viele sich kaum Gedanken darüber machten, ob und inwieweit eine solche Verlängerung noch wirkliches »Leben« bedeutete. Wer damals passive Sterbehilfe leistete, hielt dies mit Rücksicht auf die öffentliche Meinung oft geheim. Denn der Glaube an die Fähigkeiten der Wissenschaft auf allen Gebieten war damals noch ungebrochen. Dementsprechend gering waren Skepsis und Zweifel gegenüber den Ergebnissen der wissenschaftlichen Kunst.

Seither sind die Zweifel ständig gewachsen. Die anfängliche Begeisterung über die Möglichkeiten, fast Tote mit Hilfe komplizierter Apparate nicht nur Tage, sondern Wochen, unter Umständen sogar Monate lang »am Leben« zu erhalten und fast Gestorbene mit Hilfe solcher Apparate zumindest auf Zeit wieder ins »Leben« zurückzuholen, ist abgeflaut. Die Frage nach dem Sinn solcher »Lebens«-Verlängerung, die anfangs kaum gestellt wurde, wird immer lauter. Und die Forderung nach Lebensverlängerung mit allen Mitteln wird immer häufiger durch die Forderung nach einem »würdigen« Sterben ersetzt.

Hierbei ist die bloße Unterlassung, das Nicht-Handeln,

der Verzicht des Arztes auf Anwendung von Apparaturen und Verabreichung von Medikamenten für viele verhältnismäßig leicht zu akzeptieren, weil man ja in Wahrheit eher durch deren Anwendung als durch den Verzicht darauf »dem Schöpfer ins Handwerk pfuscht«, wie die Christen es auszudrücken pflegen. Einen Kranken in Ruhe sterben zu lassen, indem man sein Leben nicht künstlich verlängert, erscheint gerade manchen Christen einleuchtender als die vom Menschen veranlaßte künstliche Verlängerung seines Lebens.

Hier liegt möglicherweise ein wichtiger Grund für die Unterscheidung und die juristische Wertung von passiver und aktiver Sterbehilfe. Indem sie passive Sterbehilfe toleriert, hat die Rechtsprechung — ohne dies allerdings offen auszusprechen — offenbar auf die Einstellung der Ärzte wie auf das Empfinden der Bürger in dieser Frage Rücksicht genommen.

In den im März 1979 verabschiedeten Richtlinien wird der Begriff der unter standesethischen Gesichtspunkten zulässigen Sterbehilfe vom Vorstand der Bundesärztekammer als »Beschränkung ärztlicher Tätigkeit auf die Linderung von Beschwerden bei gleichzeitigem Verzicht auf lebensverlängernde Maßnahmen bei einem Todkranken« definiert. Passive Sterbehilfe ist somit nach Ansicht der überwiegenden Mehrheit der Ärzte heute zulässig.

Und was die Bevölkerung angeht, so haben sich die Gerichte offenbar gesagt, daß ein Richter schlecht als Straftat verurteilen kann, was drei von vier Bundesbürgern für human und richtig halten, ohne sich und der gesamten Justiz dadurch zunächst den Unwillen und dann den Zorn der gesamten Bevölkerung zuzuziehen.

Wer hier bisher versagt hat, ist der Gesetzgeber. Daß passive Sterbehilfe, daß der Verzicht auf weitere ärztliche Behandlung mit dem Ziel, einem Menschen Leid zu ersparen, straflos bleibt, steht nirgends geschrieben. Der Arzt, der dies unternimmt, handelt somit auf eigenes Risiko.

Und der Gesetzgeber hat bisher keinerlei Bereitschaft gezeigt, ihn davon zu entlasten.

Man mag dies weiterhin tolerieren, nachdem es bisher, jedenfalls in den letzten Jahrzehnten einigermaßen »funktioniert« hat. Daß passive Sterbehilfe heute als Akt der Humanität jährlich in vielen Tausenden von Fällen praktiziert wird, während die Justiz wegschaut, weiß jeder Arzt und nutzt es im Interesse seiner Patienten. Fragwürdig erscheint mir dabei die staatliche Moral. Die bundesdeutsche Obrigkeit besteht ansonsten strikt auf der gesetzlichen Regelung auch praktisch unbedeutender Fragen von der Höhe von Wohnräumen bis zur Auszahlung von Arbeitslosengeld bei örtlich entfernten Streiks. Bei einem so bedeutsamen Problem wie der passiven Sterbehilfe begnügt sie sich dagegen mit dem »Wegschauen« und drückt sich damit vor der Verantwortung.

Leben gegen den Wunsch der Eltern

In einer Düsseldorfer Klinik wird Ende der siebziger Jahre eine Mutter im achten Monat mit Hilfe eines Kaiserschnitts von einem mißgebildeten Kind entbunden, das an Wassersucht und schwersten Gehirnschäden leidet. Um es überhaupt am Leben zu erhalten, wird das Kind sofort auf die Intensivstation gebracht, dort künstlich beatmet und ernährt. Die Mutter, die bereits zwei gesunde Kinder zur Welt gebracht hat, verweigert die Annahme des mißgestalteten Wesens und verlangt, das »Monster«, wie sie es nennt, sterben zu lassen. Ärzte und Schwestern lehnen dies ab und versuchen in langen Gesprächen, die Eltern zu einer Annahme zu bewegen.

Beim Vater haben diese Bemühungen schließlich gewissen, wenn auch begrenzten Erfolg, bei der Mutter dagegen keinen. Sie lehnt die Annahme des Kindes weiter kategorisch ab und macht den Ärzten schwere Vorwürfe, daß sie es künstlich am Leben erhalten haben, obwohl ihnen bekannt war, daß es auf Grund seiner Verunstaltung und Behinderung nie ein normales, menschlich-kommunikatives Leben würde führen können.

Schließlich wird das Kind nach Hause entlassen. Vorsichtshalber benachrichtigt die Klinik das zuständige Jugendamt, um bei der Schaffung von Kontakten zwischen Eltern und Kind behilflich zu sein und notfalls wohl auch das Leben des Kindes zu schützen. Wie die Zukunft dieses Kindes aussieht, kann man sich allerdings vorstellen. Wenn es den Widerwillen der Eltern übersteht, wird es früher oder später in einer Anstalt landen und dort sein Leben verbringen. War es unter diesen Umständen richtig, daß die Ärzte das verunstaltete Neugeborene nicht sterben ließen, sondern es gewissermaßen »gegen die Natur« künstlich am Leben erhielten?

2. Zum Sterben verhelfen

Auch der folgende »Fall« ist der bundesdeutschen Öffentlichkeit bekannt. Am 3. August 1980 zieht sich der 50jährige Kraftfahrer Heinz Nöckel bei einem Kopfsprung in ein Schwimmbecken lebensgefährliche Verletzungen zu. Ein Rettungshubschrauber bringt ihn in die Unfallklinik. Aber schon nach der ersten Operation steht fest: Er wird seinen Körper nie wieder bewegen können. Der sechste und siebte Nackenwirbel sind zertrümmert, die Nervenstränge durchtrennt.

Heinz Nöckel war immer das gewesen, was man einen »ganzen Kerl« nennt: sportlich, zupackend, draufgängerisch. Er war glücklich verheiratet, hatte drei Kinder, liebte das Leben. Als man ihn nach einem Dreivierteljahr aus dem Krankenhaus entläßt, ist der Querschnittgelähmte ein hilfloses Bündel. Er muß gefüttert und sauber gemacht werden, kann nicht mehr schreiben, schläft nur mit Hilfe von Schlafmitteln. Aussichten auf Besserung bestehen nicht. Die zunächst angesetzten »Rehabilitierungsmaßnahmen« werden nach kurzer Zeit wegen Aussichtslosigkeit aufgegeben.

Heinz Nöckel möchte sterben. Sein Leben ist für ihn eine einzige Qual. Mit seiner Frau, die ihn pflegt, spricht er wiederholt darüber. Als er erfährt, daß er nach seinem Unfall klinisch fast schon tot war, daß man ihn in der Bochumer Klinik ins Leben zurückgeholt hat, klagt er:

»Warum haben die Ärzte das gemacht, warum müssen die so ehrgeizig sein?«

Da er nicht schreiben kann, bespricht er für seine in Tokio lebende Tochter Petra, an der er besonders hängt, ein Tonband, auf dem er sie um Verständnis für den von ihm herbeigesehnten »Gnadentod« bittet:

»Wenn Du mich wirklich liebst, kannst Du mir nur noch eins wünschen: daß ich sterbe. Wenn es mal soweit ist, dann sei bitte nicht traurig. Das ist kein Leben, das ich führe ...«

Seine Frau begreift seinen Wunsch und hat ein schlechtes Gewissen, daß sie ihm diesen nicht erfüllt. Aber der Gelähmte hat sie nie darum gebeten.

»Ich wollte nicht, daß meine Frau Schwierigkeiten hat«, sagt er, als man ihn vor der Kamera darauf anspricht.

Im März 1982 zeigt ihn das Fernsehen in einer Sendung über Sterbehilfe. Dort wiederholt er vor Millionen Zuschauern seinen Wunsch nach einem baldigen Tod und seine Bitte, ihm zum Sterben zu verhelfen. Vier Wochen nach der Sendung, am 20. April 1982, stirbt Heinz Nöckel.

Seine Todesursache ist nicht feststellbar. Darauf weigert sich der Hausarzt, einen Totenschein auszustellen. Die Leiche wird obduziert. Irgendwelche Anhaltspunkte für eine unnatürliche Todesursache werden dabei nicht festgestellt. Trotzdem leitet die Staatsanwaltschaft Hagen ein Ermittlungsverfahren »gegen Unbekannt« ein und gibt ein weiteres toxikologisches Gutachten in Auftrag, um festzustellen, ob der Gelähmte etwa auf Grund einer Überdosis von Medikamenten gestorben sei.

Als Petra Nöckel aus Tokio zur Beerdigung ihres Vaters in Deutschland eintrifft, sagt sie dazu kopfschüttelnd: »Ich bin erst 25 Jahre alt. Wenn ich für ›Tötung auf Verlangen‹ ins Gefängnis gekommen wäre — die Zeit hätte mir nichts ausgemacht.«

Von der Angst der Ärzte

Sogenannte passive Sterbehilfe, also Hilfe beim Sterben durch Unterlassen, ist, wie in den vorangegangenen Seiten dargelegt, in der Bundesrepublik zwar nicht erlaubt, wird aber von Behörden und Gerichten stillschweigend toleriert. Aktive Sterbehilfe, also Hilfeleistung zum Sterben, ist dagegen verboten und wird, wenn sie den Behörden zur Kenntnis kommt, strafrechtlich verfolgt. Wenn Ärzte es wagen, einem Leidenden zum Sterben zu verhelfen, treffen sie deshalb ihre Entscheidung häufig allein und reden nicht darüber, auch nicht mit den Angehörigen ihres Patienten. Und für einen unheilbar Kranken ist es oft schwer, dem Arzt seinen Tod abzuringen.

Das hat vor allem juristische Gründe. Nach § 216 StGB wird die »Tötung auf Verlangen« mit Freiheitsstrafe zwischen sechs Monaten und fünf Jahren bestraft. Diese Bestimmung betrifft übrigens nicht, wie gelegentlich zu Unrecht angenommen, ausschließlich Ärzte. In Hamburg wurde im Januar 1986 der 27jährige Umschüler Peter U. gemäß § 216 StGB zu achtzehn Monaten Haft mit Bewährung verurteilt, weil er eine 38jährige Frau auf deren ausdrücklichen Wunsch hin getötet hatte. Die schwer depressive Alkoholikerin, die schon mehrfach erfolglos versucht hatte, sich das Leben zu nehmen, weil sie »damit nichts anfangen konnte«, wie sie selbst mehrfach erklärt hatte, hatte den jungen Mann in einem Café kennengelernt und ihn gebeten, ihr doch den »Gefallen« zu tun. Als er sich schließlich dazu bereit erklärte, hatte sie ihn mit in ihre Wohnung genommen, hatte sich dort zum Sterben schön gemacht, sich auf ihr Bett gelegt und ihn dann gebeten, sie zu töten. Diesen Wunsch hatte der geistig zurückgebliebene 27jährige ihr erfüllt.

Der Vorsitzende der Hamburger Strafkammer meinte in seiner Urteilsbegründung, dies sei ein besonders tragischer Fall, weil sich hier zwei Menschen gefunden hätten, die beide mit ihrem Leben nichts anzufangen wußten. Daß das Gericht über den Angeklagten trotzdem eine anderthalbjährige Freiheitsstrafe verhängt hatte, begründete er mit den Worten: »Es bleibt aber ein Tötungsdelikt, das wir nicht verharmlosen dürfen.«

Um sich strafbar zu machen, muß der Täter allerdings selbst den Tod auslösen. Die bloße Verschreibung oder Beschaffung des Gifts ist nur straflose Beihilfe zum straflosen Selbstmord.

Die Bundesregierung hält diese Regelung für ausreichend und wird darin von den offiziellen Vertretern der bundesdeutschen Ärzteschaft unterstützt. Eine Legalisierung der aktiven Sterbehilfe, auch aus humanen Gründen, wird von ihnen abgelehnt, weil sie, wie der Präsident der Bundesärztekammer, Professor Vilmar, immer wieder betont, in krassem Widerspruch zu den ethischen Normen ärztlichen Handelns stehe.

Bereits 1979 hatte sich die Bundesärztekammer grundsätzlich gegen die Zulässigkeit gezielter Lebensverkürzung durch künstliche Eingriffe ausgesprochen. Allerdings hatte sie damals eingeräumt, daß ein Arzt nicht verpflichtet sei, alle lebensverlängernden Maßnahmen auszuschöpfen, wenn das Hinausschieben des Todes für einen Menschen eine nicht zumutbare Verlängerung seines Leidens bedeuten würde.

Am 18. Mai 1984 lehnt der 87. Deutsche Ärztetag in einer einstimmig beschlossenen Resolution jede »Beihilfe zur Selbsttötung« erneut kategorisch ab und warnt vor einer gesetzlich geregelten Tötungsberechtigung oder gar Tötungsverpflichtung, da dies unabsehbare Konsequenzen haben und unter bestimmten Voraussetzungen in eine »moralisch-gesellschaftliche Verpflichtung« (zum Töten) umschlagen könnte, wie es in dem Beschluß heißt. Hier wird erkennbar, daß die düsteren Erinnerungen an die im

Dritten Reich auf diesem Gebiet von Ärzten begangenen Verbrechen nach wie vor nicht vergessen sind und eine offene Debatte über humane Sterbehilfe besonders unter Ärzten noch immer sehr erschweren, wenn nicht sogar unmöglich machen.

Auf der gleichen Linie wie die Bundesärztekammer liegt der größte freie Ärzteverband in der Bundesrepublik, der *Hartmannbund.* Auch sein Vorsitzender, Professor Horst Bourmer, der gleichzeitig Präsident der Bundesvereinigung deutscher Ärzteverbände ist, besteht strikt auf einer Beibehaltung des gesetzlichen Verbots aktiver Sterbehilfe. Ärzte seien ethisch dazu verpflichtet, das Leiden und Sterben ihrer Patienten nach Möglichkeit zu erleichtern, nicht aber Todeswünsche zu erfüllen, definiert er die Haltung seines Verbandes.

Bereits 1973 hatte der *Hartmannbund — Verband der Ärzte Deutschlands* die Auffassung vertreten, das geltende Recht biete ausreichende Gewähr für echte Gewissensentscheidungen des Arztes, wenn es um Sterbehilfe gehe; eine Änderung der gesetzlichen Vorschriften sei nicht erforderlich. Zwar müsse künftig bei der Strafverfolgung berücksichtigt werden, daß die Fortschritte der Medizin die Verlängerung rein biologischen Lebens auch dort ermöglichten, wo menschenwürdiges Leben nicht mehr zu erhoffen sei, räumte ein Verbandssprecher ein. Das moralische Recht, menschenwürdig zu sterben, lasse sich jedoch gesetzlich nicht regeln.

Auch die *Deutsche Gesellschaft für Chirurgie* lehnt eine aktive Sterbehilfe grundsätzlich ab. Auf dem Chirurgenkongreß in München im April 1984 erklärt ein Sprecher der Gesellschaft: »Der Arzt steht im Dienst des Lebens, nicht des Todes. Eine aktive Hilfe zum Sterben oder Maßnahmen zur Verkürzung des Lebens sind nicht Inhalt und Auftrag ärztlichen Handelns.«

Einen grundsätzlich entgegengesetzten Standpunkt vertritt dagegen die *Deutsche Gesellschaft für Humanes Sterben.* Nach Ansicht der 1980 in Augsburg gegründeten Euthanasiegesellschaft steht allein dem Menschen das Entscheidungsrecht über sein Sterben und seinen Tod zu. Nur er hat nach Ansicht der über 11000 Mitglieder zählenden Gesellschaft das Recht, über Art und Zeitpunkt der Beendigung seines Lebens zu entscheiden.

»Bei Einlieferung eines Kranken im Krankenhaus müssen die Bürgerrechte oft wie ein Mantel an der Garderobe abgelegt werden«, beklagt sich der hauptamtliche Vorsitzende der Gesellschaft, Professor Hans Henning Atrott, auf einer Tagung der *Evangelischen Akademie Tutzing* im Mai 1985 und fügt hinzu, »nicht eine aufwendige Beerdigung oder ein prunkvoller Grabstein ist der letzte Dienst am Menschen, sondern der Beistand am Sterben.«

Dementsprechend fordert die Gesellschaft denn auch eine Aufhebung des § 216 StGB, der die »Tötung auf Verlangen« unter Strafe stellt, billigt ausdrücklich das Vorgehen von Ärzten wie Professor Julius Hackethal, die schwer leidenden Kranken zu dem von ihnen gewünschten Tod verhelfen, und wirft sowohl den Standesorganisationen der Mediziner wie den Politikern und der Justiz Heuchelei, Inhumanität und undemokratisches Verhalten vor.

Wer andere derart scharf angreift, darf sich nicht wundern, wenn die von ihm Beschuldigten sich entsprechend zur Wehr setzen. So wird der *Gesellschaft für Humanes Sterben,* ihren Mitgliedern und Befürwortern einer straflosen aktiven Sterbehilfe von Politikern, Kirchen, Juristen, Medizinern und deren Standesorganisationen denn auch nicht nur »leichtfertige Gefährdung kranker Menschen« und »Untergrabung der Rechtssicherheit« vorgeworfen, sondern darüber hinaus auch noch angebliche Verfolgung »wirtschaftlicher und politischer Ziele«, wie sie die Nazis mit ihrer verbrecherischen Aktion zur Ausmerzung »lebensunwerten Lebens« verfolgt hätten.

Solche Vorwürfe sind ohne Zweifel unbegründet. Sie sind nur aus dem Trauma zu erklären, das die im Dritten Reich unternommene Aktion bei einigen Ärzten und Politikern ausgelöst hat, und das diese bis heute nicht überwunden haben.

Während die Gegner einer Straffreiheit für Sterbehilfe sich vor allem auf das Vorrecht Gottes, die Pflicht zur Sicherung menschlichen Lebens und die Aufgabe, Leben zu erhalten, berufen, sind die Hauptargumente ihrer Anhänger das Selbstbestimmungsrecht des Bürgers, die Humanität und das Mitleid. Dabei wird das Mitleid meist nur sekundär und unterstützend ins Gespräch gebracht, spielt aber, vielleicht nicht bei den Führern, wohl aber bei vielen Anhängern der Bewegung, als Motiv eine sehr wichtige, nicht selten sogar vermutlich eine entscheidende Rolle.

Mitleid als Motiv für eine aktive Sterbehilfe wurde schon in der deutschen Literatur der Jahrhundertwende angesprochen. So tötet in Theodor Storms Novelle »Ein Bekenntnis« ein Arzt seine unheilbar kranke Frau auf deren Wunsch. Paul Heyse greift das Motiv sowohl in seiner Novelle »Auf Tod und Leben« wie in seinem Drama »Die schwerste Pflicht« auf. Ricarda Huch setzt sich in ihrer später unter den Nazis verfilmten Novelle »Der Fall Deruga« für die Zulässigkeit aktiver Sterbehilfe mit dem Hinweis ein, schließlich verlange man auch von einem Jäger, daß er ein angeschossenes Tier so schnell wie möglich töte, um seine Qualen abzukürzen.

In neuerer Zeit haben die zunehmenden Krebserkrankungen und die im Spätstadium der Krankheit auftretenden starken Schmerzen der Erkrankten das Motiv des Mitleids aktualisiert und verstärkt. Hierbei spielen auch Angehörige der Erkrankten häufig eine wichtige Rolle. Sie befürworten nicht selten die Anwendung aktiver Sterbehilfsmaßnahmen nicht nur, weil für den Kranken die Schmerzen unerträglich werden, sondern auch weil sie selbst darunter leiden, die Qualen des Kranken mit ansehen zu müssen.

Dies löst bei einigen sehr human denkenden Gegnern einer aktiven Sterbehilfe wie der schweizerisch-amerikanischen Ärztin Dr. Elisabeth Kübler-Ross Kritik aus. Sie wirft solchen Anhängern aktiver Sterbehilfe überzogenen Egoismus und Rücksichtslosigkeit gegenüber den leidenden Kranken vor, die man nicht zu töten brauche, um ihre Schmerzen zu beenden, sondern deren Schmerzen man mit den heutigen medizinischen Möglichkeiten ohne weiteres lindern könne, ohne ihnen, wie sie es ausdrückt, ihr Sterben zu stehlen. Auf dieses Argument wird an späterer Stelle dieses Buches eingegangen.

Es geht um die Machbarkeit

Der amerikanische Kinderarzt Paul Avery hat 1974 in einem Interview mit der »Washington Post« seinen Kollegen als Leitsatz für ihr Verhalten geraten: »Be helpful but not harmful« — Sei hilfreich, aber quäle nicht. Im Grunde könnte man den ganzen Streit über Zulässigkeit oder Unzulässigkeit, über Ethos, Moral und über die Gefahren einer aktiven Sterbehilfe mit diesem Satz beenden.

Die Befürworter aktiver Sterbehilfe fordern ihre Anerkennung als Leitsatz ärztlichen Handelns. Nach Ansicht ihrer Gegner sind Mediziner in erster Linie — nach Ansicht einiger sogar ausschließlich — verpflichtet, Leben zu erhalten, wenn und so lange es erhaltbar ist, ohne Rücksicht auf etwaige Wünsche des Betroffenen.

Es geht also letztlich um die »Machbarkeit«. Es geht um die Frage, ob Ärzte alles tun sollen oder gar tun müssen, was heute medizinisch machbar ist, oder ob sie das Recht und unter Umständen sogar die Pflicht haben, anders zu entscheiden, wenn ihr Patient oder seine Angehörigen es so wollen, wenn er es vermutlich so will oder wenn die Humanität es gebietet.

Kann man Ärzte mit dieser Verantwortung belasten? Oder muß man sie durch ein Gesetz wie das unsere, das ein solches Handeln unter Strafe stellt, davon abhalten und sie zugleich davor schützen?

IV. Die Sterbehelfer

1. Der Arzt

Die Frau ist 39 Jahre alt. Sie ist verheiratet, hat keine Kinder. Ihr Hausarzt — der Berichterstatter hat ihn Dr. Wilhelm genannt — schickt sie ins Krankenhaus zur Untersuchung. Das Ergebnis lautet: Gebärmutterkrebs.

Als der Arzt seine Patientin von dem Untersuchungsergebnis unterrichtet, drückt er sich vorsichtig aus. Er spricht von einer Geschwulst, die möglicherweise bösartig sei; mit Sicherheit könne man dies jedoch nicht sagen, fügt er beruhigend hinzu. Außerdem könne man heute auch bösartige Geschwülste durch Bestrahlung und Medikamente unter Umständen heilen, zumindest aber ihr Wachstum zum Stillstand bringen, versichert er ihr, als sie versucht, ihn auszufragen.

Er schickt die Patientin zur Bestrahlung, behandelt sie mit Medikamenten. Aber der Erfolg bleibt aus. Für eine Operation ist die Krankheit inzwischen bereits zu weit fortgeschritten. Die Schmerzen nehmen zu. Der Arzt kommt täglich, später sogar zweimal am Tag, um ihr Tropfen und Spritzen gegen die immer heftiger werdenden Schmerzen zu geben. Auf eine überhöhte Dosis, die ihr Leiden beenden und sie einschlafen lassen würde, verzichtet er jedoch.

»Ich war unsicher«, sagt er, »sie hatte mich zwar wiederholt gebeten, ich soll ihr helfen, damit es schneller zu Ende ginge, weil die Schmerzen immer schlimmer würden, aber sie war noch keine vierzig …«

Bei unheilbar Kranken, besonders bei solchen, die Krebs haben, hilft er ansonsten schon, indem er Opiate in überhöhten Dosen spritzt, gibt er zu. Er zieht dann die Spritzen selbst auf, steckt die leeren Ampullen in seine Manteltasche und wirft sie später in einen Altglascontainer, aus dem niemand sie wieder herausholen kann. Denn es gibt mißtrauische Schwestern, die strikt gegen solche Hilfe sind. Aktive Sterbehilfe ist in der Bundesrepublik nach wie vor verboten und wird, wenn die Justiz davon erfährt, mit Gefängnis bestraft.

Acht Wochen lang besucht Dr. Wilhelm seine Patientin ein- bis zweimal täglich, zuletzt sogar dreimal am Tag. Schließlich stirbt sie. Auf seine Veranlassung seziert man ihren Körper nach ihrem Tode. Dabei stellt sich heraus, daß nicht nur die Gebärmutter und ein Teil der Därme, sondern auch mehrere Knochen inzwischen von der Krankheit erfaßt waren.

»Die Frau muß schrecklich gelitten haben, da hätte ich längst etwas tun müssen«, wirft er sich nachträglich vor, »aber da der Gesetzgeber einen aktiven Eingriff unter Strafe gestellt hat, zögert man oft und manchmal viel zu lange ...«

Zuletzt kämpfen sie ums Überleben

Bei der Diskussion über die Sterbehilfe ist der Arzt die Schlüsselfigur. Denn bei ihm liegt in den meisten Fällen nicht nur die Ausführung der das Sterben erleichternden oder herbeiführenden Maßnahmen, sondern nicht selten auch die Entscheidung darüber, ob, wann und wie solche Maßnahmen zu treffen sind, wenn nämlich der Betroffene selbst nicht mehr in der Lage ist, darüber zu entscheiden.

Der evangelische Theologe Jörg Zink verlangt in seinem bereits erwähnten Geleitwort (zu dem Buch »Tod und Sterben«), daß die Ärzte sich bewußter und aktiver als bisher mit diesem Thema befassen und hier auch mehr Verantwortung übernehmen. In diesem Zusammenhang fordert er:

»Mir erscheint, es ist an der Zeit, daß die Medizin, ungeachtet ihrer prinzipiellen Verpflichtung, das Leben zu bewahren, den Tod als einen eigenen, nicht auszusparenden Schritt im Schicksal des Menschen erfaßt und ihm Raum gibt … Es geht, um es deutlich zu sagen, unendlich viel Qual aus von der Empfindlichkeit von Ärzten, die es nicht ertragen, daß sie am Ende auf alle Fälle dem Tod das Feld überlassen werden.«

Diese Kritik richtet sich gegen eine gewisse, gar nicht allzu kleine Gruppe von Ärzten, die in einer sachlich distanzierten, wissenschaftlich objektivierten Form gegen den Tod angehen und denen es dabei in erster Linie um den Kampf und um den Sieg über den Tod geht und erst in zweiter Linie um die Wünsche und die Bedürfnisse der von ihnen betreuten Menschen.

Diese Einstellung entspricht einer in unserer maskulin geprägten Leistungsgesellschaft sehr verbreiteten Verhaltensweise, die sich im Sport, im Karrieredenken, in politisch-wirtschaftlichen Machtkämpfen und in gewisser Weise auch im Sexualleben manifestiert. Sieg und Erfolg ist das, was zählt. Die Kosten des Erfolges auf menschlich-emotionalem Gebiet spielen kaum eine Rolle. Für solche Ärzte ist wichtig, daß sie in ihrem Kampf gegen den Tod keine Niederlage erleiden, daß also der Patient überlebt — was das für ihren Patienten bedeutet, ob es ihn beglückt oder ihm Leiden verursacht, spielt demgegenüber nur eine zweitrangige Rolle.

Die Worte des engagierten, sehr modernen und kritischen Christen verlangen darüber hinaus, wie ich meine, mehr Aufmerksamkeit für die Sterbewissenschaft.

Die Forderung nach gründlicherer Kenntnis und mehr Forschung unserer Wissenschaft und nach gründlicherer Ausbildung unserer Ärzte nicht nur auf dem Gebiet der Lebensverlängerung, sondern auch auf dem Gebiet der Hilfe beim Sterben wird inzwischen auch von Ärzten und von einigen ihrer Standesorganisationen unterstützt. Allerdings nach wie vor zurückhaltend und vielfach zögernd. Der Arzt gilt weiterhin noch immer als Verlängerer des Lebens. Als Begleiter von Sterbenden wird er zwar von Betroffenen häufig beansprucht, aber von der Öffentlichkeit bisher kaum anerkannt.

Allerdings hofft der Kranke, auch wenn er nach Hilfe beim Sterben verlangt, uneingestanden vielfach trotzdem heimlich, der Doktor könnte sein Schicksal vielleicht doch noch wenden, könnte ein medizinisches Wunder vollbringen und das zu Ende gehende Leben verlängern.

»Auch unter Patienten, die wissen, daß ich ihnen nicht mehr helfen kann, selbst unter denen, die mich unzählige Male gebeten haben: ›Herr Doktor, tun Sie etwas, daß die Schmerzen aufhören, daß es endlich zu Ende geht‹ — selbst unter denen gibt es immer wieder solche, die mich, wenn die Schmerzen vielleicht mal nachlassen, plötzlich leise fragen, ob es nicht doch vielleicht noch ein Mittel gibt, das ihr Leben ein bißchen verlängert«, gesteht mir ein Hausarzt in einem Dorf in Schleswig-Holstein, den ich seit vielen Jahren kenne und der viele Menschen in den Tod begleitet hat. »Es ist unglaublich, wie sehr selbst schwer leidende Menschen oft an ihrem Leben hängen und wie viele zwar äußerlich ganz gefaßt erscheinen, aber wenn niemand sie beobachtet, doch den Tod hinausschieben möchten, weil sie sich fürchten. Nicht alle. Es gibt solche, die auf den Tod warten, weil sie wirklich mit dem Leben abgeschlossen haben. Aber die Zahl derer, die das zwar möchten und es auch erklären, es dann aber doch nicht durchhalten, ist für mich erstaunlich hoch.«

Deshalb zögern auch zur Sterbehilfe bereite Ärzte bei der aktiven Anwendung, vor der Verabreichung einschläfernder Medikamente, vor der Injektion »erlösender Spritzen«. Weil es immer wieder vorkommt, daß auch schwer Leidende, die wiederholt gebeten haben, sie von ihren Qualen zu erlösen, in der letzten, entscheidenden Stunde dann doch wieder zurückzucken, ihre Bitte zurückziehen, ihren Entschluß widerrufen. Selbst Professor Hackethal, engagierter Befürworter eines ärztlichen Rechts auf aktive Sterbehilfe, gab bei dem Bonner Hearing zu diesem Thema im Mai 1985 zu: »Die meisten kämpfen zuletzt ums Überleben.«

Hier liegt ohne Zweifel auch einer der entscheidenden Gründe, warum es bisher noch nicht zu einer vernünftigten gesetzlichen Regelung der Sterbehilfe in der Bundesrepublik gekommen ist und warum auch zahlreiche Ärzte sich energisch dagegen wehren. Und ihr Widerstand gegen eine Regelung, die ihnen nicht nur medizinisch-technisch, sondern auch juristisch die Entscheidung und damit die Verantwortung für Art und Zeitpunkt des Sterbens eines Menschen überträgt, erscheint nicht nur verständlich, sondern sogar berechtigt.

Wenn der Arzt nicht zum Herrn über Leben und Tod werden soll, muß er Ausführender bleiben. Eine Entscheidung darf man von ihm nur verlangen, wenn der Patient dazu nicht mehr in der Lage ist und auch keine Bestimmung für diesen Fall getroffen hat, also grundsätzlich nur in Ausnahmefällen. Sonst wird er zu einer Art Gottesersatz — oder er wird zum Henker. Und wohin das führen kann, zeigt das Beispiel jener Ärzte, die sich im Dritten Reich zu Werkzeugen bei der Vernichtung angeblich »lebensunwerten Lebens« mißbrauchen ließen.

Erste Aufgabe des Arztes ist es nun einmal in der Tat, Leben zu erhalten. Darüber kann kein Zweifel bestehen. Erst wenn dies nicht mehr möglich ist, sollte er alles tun, um seinem Patienten das Sterben zu erleichtern und zwar so, wie es dessen Willen — oder wenn er sich nicht mehr äußern kann, seinem »zu vermutenden« Willen — entspricht. Dann allerdings kommt es nicht auf Wünsche der Kirche, Interessen von Staat und Gesellschaft und auch nicht auf medizinisch-technische Machbarkeit an. Sondern maßgeblich ist dann allein der Wunsch und der Wille des Patienten.

Das sollten eigentlich auch die Juristen nicht bestreiten. Denn sie erkennen ja widerspruchslos an, daß ein Arzt einen Patienten gegen seinen Wunsch auch dann nicht operieren darf, wenn die Operation unerläßliche Voraussetzung für die Heilung des Patienten ist. Wenn der Patient seine Zustimmung verweigert, kann niemand sie erzwingen. Hier kann also der einzelne seinen eigenen Tod herbeiführen, auch wenn die medizinische Wissenschaft sein Weiterleben möglich macht.

Daß diese Selbstbestimmung über Art und Zeitpunkt des Sterbens nicht eine Ausnahme sein kann, die nur für den Fall der Operationsverweigerung gilt, ergibt sich aus den Gesetzen der Logik. Wenn ich meinen Tod dadurch herbeiführen kann, daß ich meine Zustimmung zu einer lebensnotwendigen Operation verweigere, wäre es widersinnig, mich zum Weiterleben zu verpflichten, wenn eine solche Operation nicht erforderlich ist.

Es gibt deshalb auch kein Gesetz, das einem Arzt das Recht zubilligt, einen Menschen gegen seinen Willen zwangsweise zu ernähren, wenn dieser die Aufnahme von Nahrung verweigert, weil er sterben will. Wenn der Staat dies bei Strafgefangenen tut — ein Vorgehen, das übrigens umstritten ist —, beruft er sich dafür auf die Tatsache, daß die Gefangenen sich in seinem Gewahrsam befinden, und daß er als »Gewahrsamshalter« verpflichtet sei, für ihre Erhaltung, also ihr Weiterleben, zu sorgen. Aber dies ist eine Ausnahme, nicht die Regel. Es gibt schließlich auch im Grundgesetz zwar ein Lebensrecht, aber keine Lebenspflicht.

Worum es Hippokrates ging

Diese Feststellung ist keineswegs so überflüssig, wie es manchen auf den ersten Blick erscheinen mag. Immer häufiger versuchen in unserer Leistungsgesellschaft nämlich nicht nur staatliche, sondern auch gewerbliche Institutionen, den Arzt für ihre Interessen einzuspannen. So wird bei Verschreibung von Kuren für Kranke vielfach in erster Linie nach dem Nutzen der Kur für die Wiederherstellung nicht der Gesundheit, sondern der Arbeitsfähigkeit des Betreffenden gefragt. Und Maßnahmen zur »Rehabilitation« von Pflegebedürftigen sollen — das spricht man ganz offen aus — vor allem ihre Wiedereingliederung in den Produktionsprozeß ermöglichen. Angesichts dieser Entwicklung wäre es daher durchaus denkbar, daß unsere Gesellschaft versucht, auch Maßnahmen im Rahmen der Sterbehilfe von ihrem jeweiligen Nutzen oder Schaden für die materiellen Interessen dieser Gesellschaft abhängig zu machen.

Dies ist kein Hirngespinst eines mißtrauischen Liberalen. Vorsichtige Hinweise auf solche Möglichkeiten hat es bereits gegeben, unter anderem von Jaques Attali, einem Berater des französischen Staatspräsidenten Mitterrand. Attali hat in einem Buch die These aufgestellt, bei unveränderter Altersstruktur unserer Gesellschaft werde es in gar nicht allzu entfernter Zukunft erforderlich sein, alten Menschen zu einem gewissen Zeitpunkt eine freiwillige Beendigung ihres Lebens »nahe zu legen«. Und vom »nahegelegten freiwilligen Selbstmord« bis zur im Interesse der Gesellschaft verabreichten Sterbepille ist schließlich kein sehr weiter Weg.

Attali hat allerdings auf empörte Proteste aus der Öffentlichkeit hin diese Ausführungen nachträglich als »rein abstrakte und intellektuelle Überlegungen« dargestellt, die keinerlei praktische Bedeutung hätten. Immerhin zeigen solche »intellektuellen Überlegungen«, wie wichtig es ist, darauf hinzuweisen, daß Ärzte ausschließlich an Willensentscheidungen ihrer Patienten gebunden und nicht nur berechtigt, sondern verpflichtet sind, sich gegen jede Beeinflussung oder gar Forderung von anderer Seite mit allen Mitteln zu wehren.

Zwar erhebt die bundesdeutsche Demokratie den Anspruch, gegen solche Entwicklungen gefeit zu sein, doch die Erfahrungen bei der Behandlung alter Menschen in unserem Land, etwa bei ihrer »Einweisung« in Altersheime »zu ihrem Schutz« oder »in Ausübung staatlicher Fürsorgepflicht« lassen erkennen, wie schnell die Obrigkeit im Zeitalter der Massengesellschaft auch in einem demokratischen Staat in die Versuchung gerät, im Interesse »einfacher Lösungen« in den privaten Lebensbereich des einzelnen einzugreifen. Und das Sterben gehört nun einmal zum privaten Lebensbereich des Bürgers.

Deshalb muß der Arzt, wenn Sterbehilfe von ihm gefordert wird, allein an die Wünsche dessen gebunden sein, der stirbt oder sterben will, auch wenn er dabei in einen Konflikt zwischen den eventuellen Sterbewünschen seines Patienten und dem Tötungsverbot des Staates gerät. Solange unsere Gesetze das Entscheidungsrecht des einzelnen über sein Sterben nicht ausdrücklich anerkennen, befindet sich der Arzt hier ständig im Grenzgebiet zwischen dem, was gesetzlich erlaubt und dem, was aus menschlich-humanen Gründen geboten ist. Und zwischen den Geboten von Staat, Gesellschaft und eventuell auch der Kirche und den Forderungen des einzelnen Menschen zu entscheiden, gehört zu den schwersten Aufgaben eines Arztes — wenn er seinen Beruf ernst nimmt.

Um eine solche schwierige Entscheidung zu vermeiden oder die Ablehnung der von ihnen verlangten aktiven Sterbehilfe zu begründen, berufen sich viele Ärzte auf den bereits früher erwähnten hippokratischen Eid. Immer wieder taucht besonders in offiziellen Stellungnahmen und Verlautbarungen von Medizinern der Hinweis auf den berühmten Eid des Hippokrates auf, der angeblich jeden Arzt bindet und der ein aktives Handeln des Arztes mit dem Zweck einer Lebensverkürzung des Patienten auch dann verbietet, wenn dies dem Patienten lediglich Qualen und Leid erspart.

Nun schwört, jedenfalls in Deutschland, heute kein Arzt diesen Eid. Die meisten Ärzte kennen ihn vielmehr gar nicht, jedenfalls nicht seinem Wortlaut nach. Auch stammt der Eid, wie die Historiker inzwischen festgestellt haben, gar nicht von Hippokrates, sondern ist wesentlich jünger. Vor allem aber ist er keine Magna Charta ärztlicher Ethik, wozu ihn unsere Mediziner gern deklarieren, sondern er ist ein Zunfteid, der in einer Art Handwerksordnung die Anwendung und Weitergabe ärztlichen Wissens und die soziale Absicherung des ärztlichen Standes regelt.

Der fragliche Absatz des Eides, auf den sich die Gegner aktiver Sterbehilfe durch Ärzte beziehen, lautet denn auch: »Ich werde niemandem, auch nicht auf eine Bitte hin, ein tödliches Gift verabreichen oder auch nur dazu raten. Auch werde ich nie einer Frau ein Abtreibungsmittel geben. Heilig und rein werde ich mein Leben und meine Kunst bewahren. Auch werde ich den Blasenstein nicht operieren, sondern dies denen überlassen, deren Gewerbe das ist.«

Besonders dieser letzte Satz macht deutlich, daß es sich hier nicht um einen Katalog ethischer Grundwahrheiten, sondern um einen Zunfteid handelt. Für Blasenoperationen — wie vermutlich auch für Abtreibungen — waren nämlich andere ausgebildet worden und damit zuständig. Und deshalb, um Pfuscherei zu verhindern, wurden den Ärzten diese Ausführungen untersagt, nicht aus moralischen Gründen.

Daß der Eid das Gebot ärztlicher Schweigepflicht enthält und den Ärzten auferlegt, nicht zum Schaden, sondern nur zum Nutzen ihrer Patienten zu handeln, spricht für das moralische Bewußtsein derer, die ihn formuliert haben, macht ihn aber trotzdem nicht zu einem Katalog ärztlicher Grundwerte. Einige seiner Regeln haben bei der Entwicklung und Prägung des ärztlichen Standesbewußtseins sicherlich gute Dienste geleistet. Aber als Maßstab für ärztliches Verhalten in einer so schwierigen Frage wie der aktiven Sterbehilfe noch dazu in einer Zeit, da die Wissenschaftler biologisches Leben immer weiter verlängern oder sogar bereits die Prägung von Arten bestimmen können, ist er sicherlich nicht geeignet.

Hilfe bei einer Entscheidung über die Gewährung aktiver Sterbehilfe kann der Arzt vielmehr nur bei sich selbst, bei seinem eigenen Gewissen finden. Voraussetzung für ein Tätigwerden ist dabei einmal die Erkenntnis, daß er mit seiner Kunst, ein sinnvolles Leben zu verlängern, am Ende ist. Unabdingbare Voraussetzung ist ferner Wunsch und Wille seines Patienten zu sterben. Sind diese beiden Voraussetzungen gegeben, liegt die Entscheidung bei ihm.

Auch bei Vorliegen beider Voraussetzungen ist er allerdings, wie ich meine, zum Handeln nicht verpflichtet. Von niemandem kann verlangt werden, daß er eine mit Strafe bedrohte Handlung begeht, auch wenn diese Handlung im Einzelfall aus humanitären Gründen geboten erscheint. Unterläßt der Arzt sie, lehnt er die verlangte Sterbehilfe ab, aus welchen Gründen auch immer, muß er dies ebenfalls ausschließlich mit seinem Gewissen ausmachen, mit niemandem sonst. Handelt er dagegen, macht er sich damit möglicherweise juristisch schuldig und muß mit Strafe rechnen. Ob er sich dadurch auch moralisch schuldig macht, wie die christliche Kirche es behauptet, kann ebenfalls nur er selbst entscheiden.

Hier liegt die Wurzel des Konflikts, an dem sich die Auseinandersetzung über die Zulässigkeit aktiver Sterbehilfe entzündet. Befürworter der Freigabe wie die *Deutsche Gesellschaft für Humanes Sterben* behaupten vermutlich zu Recht, daß die Strafbarkeit dieser Hilfe inhuman sei, weil sie viele Ärzte daran hindere, ihren Patienten das Sterben zu erleichtern. Ihre Gegner warnen, möglicherweise ebenfalls zu Recht, daß eine völlige Straflosigkeit aktiver Sterbehilfe ärztliche Willkür ermögliche, die Rechtssicherheit gefährde und das Vertrauen Kranker zu ihren Ärzten beeinträchtige.

Der Streit zwischen diesen beiden Meinungen, der in der Bundesrepublik auf Grund der Geschehnisse im Dritten Reich nur langsam an Schärfe gewinnt, ist heute das zentrale Thema der öffentlichen Auseinandersetzung auf diesem Gebiet. Bevor ich jedoch darauf eingehe, erscheinen mir einige Hinweise auf Personen bedeutsam, die neben dem Arzt eine wichtige Rolle spielen. Das ist vor allem der Betroffene, der sterben will, dessen Wunsch ein ärztliches Eingreifen zur Erleichterung oder gar Beschleunigung seines Sterbens überhaupt erst zulässig macht. Und das sind seine Angehörigen, Verwandte und Freunde.

2. Verwandte und Freunde

Elfriede Kruse* ist 81 Jahre alt. Als sie beim Verlassen ihres Hauses im Schnee ausrutscht, stürzt sie so unglücklich, daß man sie mit einem Oberschenkelhalsbruch ins Krankenhaus bringen muß. Sechs Wochen liegt sie dort. Dann bringt man sie auf ihre Bitte wieder nach Hause, wo ihre 57jährige Tochter ihre Pflege übernimmt.

Der unglückliche Sturz und der anschließende Krankenhausaufenthalt haben die Lebensgeister der bis dahin recht rüstigen alten Dame gebrochen. Trotz guter Pflege beginnt sie zu kränkeln. Als eine zunächst leichte Erkältung sich zu einer Lungenentzündung ausweitet, läßt ihr Arzt sie erneut ins Krankenhaus bringen, um sie dort, wie er es ausdrückt, »richtig auszukurieren«.

Elfriede Kruse ist wohlhabend. Sie ist gut versichert. Sie liegt daher 1. Klasse, wird umsorgt und betreut. Nach gut einer Woche ist die Lungenentzündung überwunden. Aber der allgemeine Schwächezustand bleibt. Daher beschließen die Ärzte im Krankenhaus, sie noch dort zu behalten, zur »Beobachtung und Pflege«, obwohl die Patientin ständig darum bittet, sie nach Hause zu entlassen.

Auf ihren Wunsch besucht ihr um vier Jahre jüngerer Bruder sie im Krankenhaus, mit dem sie seit jeher ein besonders enges Verhältnis verbindet. Im Laufe des Gespräches bittet sie auch ihn, dafür zu sorgen, daß sie wieder nach Hause kommt. Auf seinen Einwand, im Krankenhaus könne man sie besser pflegen, erwidert sie leise, sie wolle nicht länger gepflegt werden, sie wolle in Ruhe sterben, aber nicht im Krankenhaus, sondern bei sich daheim, in ihrem Haus.

---

* Name wurde geändert

Der Bruder wehrt ab, erinnert sie daran, daß sie ihm versprochen habe, seinen 80. Geburtstag mit ihm zu feiern. Aber sie schüttelt den Kopf.

»Ich bin müde, Leo. Ich habe mein Leben gelebt. Jetzt wünsche ich mir nichts mehr, als daß man mich in meinem Haus in Ruhe sterben läßt. Du bist immer mein bester Freund gewesen. Bitte sorg dafür, daß man mich nach Hause bringt und besorg mir etwas, daß ich ohne Schmerzen einschlafe und nicht mehr aufwache. Du hast mich noch nie im Stich gelassen, wenn ich dich um etwas gebeten habe, also tu es bitte auch diesmal nicht.«

Der 77jährige spricht mit dem Chefarzt des Krankenhauses. Der äußert jedoch Bedenken, die Patientin in ihrem gegenwärtigen »gesundheitlich angeschlagenen Zustand« aus dem Hospital zu entlassen. Auf seinen vorsichtigen Hinweis, daß seine Schwester gar nicht gesund werden, sondern nur zu Haus in Ruhe sterben wolle, erwidert der Arzt spürbar ungehalten, Krankenhäuser seien dazu da, Patienten zu heilen, nicht aber, sie zum Sterben nach Hause zu schicken, und bei seiner Schwester bestehe keinerlei Anlaß anzunehmen, daß sie bei guter Pflege und entsprechender ärztlicher Betreuung nicht wieder gesund werden und sich noch ein paar Jahre ihres Lebens erfreuen könne.

Der Hausarzt schließt sich diesem Votum an. Elfriede Kruse bleibt daher im Krankenhaus. Trotz bester Pflege bessert sich jedoch ihr Zustand nicht, sondern sie wird ständig schwächer. Zweimal besucht ihr Bruder sie noch. Beim zweiten Besuch spielt er ihr ein Röhrchen Schlaftabletten zu, das er sich von seinem Arzt besorgt hat. Die Krankenschwester, die sie betreut, entdeckt das Medikament jedoch im Nachttischfach, wo sie es versteckt hat, und nimmt es ihr fort. Elfriede Kruse ist zu müde und inzwischen auch zu resigniert, um sich dagegen zu wehren.

Nach siebenwöchigem Krankenhausaufenthalt stirbt sie. Fragen des Arztes hatte sie in den letzten Tagen nicht mehr beantwortet. Ihren Hausarzt wollte sie nicht mehr sehen.

Ihr Bruder, der mir ein halbes Jahr später davon erzählt, macht sich schwere Vorwürfe.

»Ich hätte versuchen sollen, sie gegen den Willen der Ärzte da rauszuholen. Mein Anwalt hat mir gesagt, das sei durchaus möglich. Ich wollte ihr die Aufregung ersparen, die das verursacht hätte. Außerdem wollte ich warten, bis es ihr gesundheitlich wieder besser ginge. Ich dachte immer, sie würde sich wenigstens soweit erholen, daß die Sache sie nicht zu sehr anstrengte. Aber sie wollte einfach nicht mehr. Sie wollte nur noch zu Hause sterben ...«

Ihm werde so etwas jedenfalls nicht passieren, setzt er hinzu, er habe mit seiner Frau vereinbart, daß sie sich in so einem Fall gegenseitig helfen würden.

»Das Schlimmste war, daß Elfriedes Mann schon vor drei Jahren gestorben war. Der hätte es bestimmt durchgesetzt, daß seine Frau nach Hause kam. Der hätte ihr auch was besorgt, daß sie in Frieden sterben konnte.«

Der Ehepartner als Helfer

Wenn der Arzt sich versagt, ist der Ehegatte, sind Kinder und Angehörige oft die einzigen, an die einer, der sterben möchte, sich wenden kann. Ehemann, Tochter, Bruder und Schwester sind mit dem Kranken vertraut, kennen seine Gedanken, haben seine Leiden häufig aus nächster Nähe miterlebt. Sie wollen ihm helfen. Deshalb fordern die meisten medizinischen Standesorganisationen denn auch, daß sich der Arzt in Fällen passiver Sterbehilfe mit den Angehörigen eines bewußtlosen Patienten in Verbindung setzt, um seine vermutlichen Wünsche zu erfahren. Wenn dagegen Maßnahmen aktiver Sterbehilfe vom Arzt abgelehnt werden, sind für Menschen, die selbst nicht mehr handeln können, Angehörige oft die einzigen Helfer.

Einem nahen Angehörigen zum Sterben zu verhelfen, ist allerdings trotz der Erkenntnis, daß man ihm damit hilft und seinen Wunsch erfüllt, psychisch immer eine schwere Belastung. Auch das Bewußtsein zu helfen kann den

Schmerz über den Verlust des Menschen nicht immer auslöschen. Zugleich ist ein solches Verhalten nicht risikolos. Denn die Strafe, die einen Arzt bedroht, der einem Menschen auf dessen Verlangen zum Sterben verhilft, trifft auch Angehörige, denen eine solche Tat nachgewiesen wird. Schuld ausschließende oder auch nur mildernde Umstände für Angehörige, die aus Humanität oder Mitleid handeln, kennt unser Gesetz nicht. Das zeigt ein Fall, der sich 1986 in Hamburg ereignet.

Die Straße in dem Hamburger Vorort Bergedorf ist glatt. Daher fährt das Auto langsam. Plötzlich läuft ein alter Mann hinter einem Baum hervor auf den Fahrdamm unmittelbar vor den Kühler des Wagens. Da der Fahrer langsam fährt, bringt er das Auto rechtzeitig zum Stehen. Der Mann wird nur leicht an Knie und Ellenbogen verletzt. Der Fahrer steigt rasch aus dem Wagen. Ehe er den Alten etwas fragen oder ihm wegen seines Verhaltens irgendwelche Vorwürfe machen kann, fragt der ihn leise: »Warum haben Sie mich bloß nicht totgefahren?«

Der Fahrer bringt den Verletzten ins Krankenhaus. Dort behauptet er, er habe seine Frau getötet. Die Polizei wird geholt. Den Beamten erklärt der Alte: »Ich wollte sterben. Ich habe zu Hause meine Frau umgebracht, weil ich sie nicht mehr leiden sehen konnte. Sie war schwer krank und hat so gelitten.«

Als Polizei und Feuerwehr die Tür des kleinen Hauses in Hamburg-Bergedorf aufbrechen, finden sie dort die Leiche der 81jährigen Maria R. Sie ist erwürgt worden. Ihr Mann hat sie getötet.

Walter und Maria R. waren 58 Jahre lang glücklich verheiratet. Er war Buchhalter in einem Bergedorfer Eisenwerk. Nach seiner Pensionierung schloß er sich einer Fotogruppe an, besuchte mit seiner Frau regelmäßig Vorträge in der Volkshochschule. Die beiden waren leidenschaftliche Naturfreunde, hatten in jüngeren Jahren lange Radtouren gemacht und ganz Deutschland durchwandert.

In den letzten anderthalb Jahren mußte Walter R. wiederholt den Arzt zu seiner Frau rufen, die an einem Leber- und Darmleiden litt. Ein Jahr vor ihrem Tode schickte der Arzt sie ins Krankenhaus. Sie wurde dort behandelt und nach einiger Zeit wieder nach Hause entlassen, litt aber seitdem an ständig zunehmenden Rückenschmerzen. In den letzten Monaten verließ sie kaum noch das Haus, ging nicht einmal mehr in ihren geliebten Garten, versteckte sich vor den Menschen, weil sie kaum noch laufen konnte, und klagte nur noch über die immer unerträglicher werdenden Schmerzen.

Den Arzt mochte Walter R. nicht bitten, das Leiden seiner Frau abzukürzen. Er kannte ihn nicht gut genug. Außerdem hatte der Doktor auf seine schüchtern vorgebrachte Andeutung in dieser Richtung mit der Versicherung reagiert, wenn die Patientin die verordneten Medikamente regelmäßig einnehme, würden die Schmerzen schon wieder nachlassen. Aber sie ließen nicht nach. Und Kinder, an die er sich in dieser Situation hätte wenden können, hatte das Ehepaar nicht.

Deshalb tut er es schließlich selber. Eines Nachts zwischen 4 und 5 Uhr im Januar 1986 erwürgt er seine Frau, weil diese es, wie er später der Polizei mitteilt, vor Schmerzen nicht mehr aushalten kann. Dann trifft er Vorbereitungen, um sich selbst das Leben zu nehmen. Sein Abschiedsbrief an die Nachbarn und Freunde schließt mit den Worten: »Es geht nicht mehr. Es ist zwecklos.«

Als es hell geworden ist, verläßt er sein Haus, verschließt die Tür, wirft den Schlüssel fort und geht um die Ecke zur Justus-Brinckmann-Straße, wo die Autos für gewöhnlich ziemlich schnell fahren. Er versteckt sich hinter einem Baum und wartet auf ein Fahrzeug, um sich davor zu werfen und überfahren zu lassen. Wegen der Glätte des Fahrdamms schafft er den Weg jedoch nicht rechtzeitig, sondern wird nur leicht verletzt.

Nach kurzer Behandlung im Krankenhaus und Vernehmung durch die Polizei wird er in die psychiatrische Heilanstalt in Hamburg-Ochsenzoll eingeliefert. Von seiner

Einlieferung dort mögen die Behörden nicht absehen, weil der 86jährige Rentner, wie sie feststellen, weiterhin »selbstmordgefährdet« sei. Ein Verfahren gegen ihn wegen »Tötung auf Verlangen« wird nur deshalb nicht eingeleitet, weil Walter R. wegen seines Alters nicht vernehmungsfähig und auch nicht haftfähig ist.

Wer hilft, wird bestraft

Mit der strengen gerichtlichen Verfolgung einer »Tötung auf Verlangen« will die bundesdeutsche Justiz verhindern, daß kranke oder alte Menschen unter dem Deckmantel angeblicher Sterbehilfe aus in Wahrheit finanziellen Gründen umgebracht werden. Und gerade bei Angehörigen, die sich als Sterbehelfer betätigen, kann ein solcher Verdacht naheliegen, weil Angehörige häufig zumindest potentielle Erben sind.

Wer einen Verstorbenen beerbt, profitiert von seinem Tod. Und daß Erbschleicher den Vorwand der Menschlichkeit ausnutzen, um den Tod des Erblassers zu beschleunigen und dadurch schneller an das ersehnte Erbe zu kommen, wollen Gesetzgeber wie Richter unter allen Umständen unterbinden.

Über den Erbschleicher, der seinen Onkel oder gar seine Mutter umbringt, um rascher an sein Erbe zu kommen, gibt es unzählige Kriminalromane, die sich von der Wirklichkeit häufig gar nicht allzusehr unterscheiden. Auf die Schilderung eines authentischen Falles kann daher hier verzichtet werden. Straffreiheit oder auch nur Strafmilderung für Angehörige in Fällen von Tötung auf Verlangen könnte leicht als Versuchung wirken, den Tod einer reichen aber ungeliebten Tante — oder auch des eigenen Vaters — zu beschleunigen, wenn diese ohnehin kränklich sind und angebliches Mitleid oder angebliche Menschlichkeit das wahre Motiv verdecken. Daß der Gesetzgeber in der Hoffnung auf die abschreckende Wirkung einer Strafandrohung für solche Taten an ihr festhält, ist verständlich.

Wer sterben will — aus welchen Gründen auch immer — und Angehörige, die ihm dabei helfen, schützen möchte, sollte daher selbst handeln, wenn er dazu noch in der Lage ist. Der Vater, der sich von seiner Tochter eine Überdosis von Schlafmitteln besorgen läßt und diese eigenhändig einnimmt, schützt sie damit nicht nur vor dem Verdacht der Erbschleicherei, sondern auch vor einer Bestrafung wegen »Tötung auf Verlangen«, weil er sich in diesem Falle ja selbst das Leben nimmt. Die Hilfe seiner Tochter ist nur Beihilfe zum Selbstmord, und die ist straflos.

Allerdings sind solche Fälle nicht sehr häufig. Viele Menschen scheuen sich davor, selbst Hand an sich zu legen. Ihnen fehlt der Mut dazu. Deshalb schieben sie die Tat dem Arzt, Verwandten, Angehörigen oder Freunden zu. Und wenn die sich weigern, machen sie ihnen Vorwürfe deswegen.

Bei manchen von denen, die selbst nicht handeln mögen, ist indessen nicht der fehlende Mut die Ursache dafür, sondern diese liegt in ihrer Unkenntnis oder Unwissenheit, im Fehlen eines geeigneten Medikaments oder auch in der Angst, es »nicht richtig« zu machen, so daß sie am Ende nach erfolglosem Versuch womöglich mit verstärkten Leiden weiter am Leben bleiben. Insofern ist der Ruf nach fremder Hilfe nicht unberechtigt. Wer sich jedoch von Angehörigen — oder vom Arzt — nur beraten oder versorgen läßt, danach aber dann selbst handelt, erreicht sein Ziel zwar mit fremder Hilfe, aber er schützt seine Helfer.

In diesem Zusammenhang zeigt sich übrigens, daß die auf den ersten Blick zuweilen unlogisch erscheinende Unterscheidung zwischen Beihilfe zum Selbstmord und Tötung auf Verlangen durchaus einen Grund hat. Wer sich selbst tötet, befreit dadurch seine Helfer von dem Verdacht, ihn trotz gegenteiliger Versicherung möglicherweise doch gegen seinen Willen umgebracht zu haben.

Sein bester Freund

Was für Angehörige gilt, gilt im Prinzip auch für Freunde. In einem großen bundesdeutschen Krankenhaus wurde vor einigen Jahren ein junger Mann eingeliefert, dem nach einem Unfall beide Beine amputiert werden mußten. Außerdem war seine Wirbelsäule so schwer verletzt, daß der Körper von den Schultern abwärts gelähmt war. Er konnte lediglich den Kopf bewegen.

Der behandelnde Arzt erwog, ihn sterben zu lassen, konnte sich jedoch mit Rücksicht auf das jugendliche Alter des Verletzten nicht dazu entschließen, obwohl dieser ihn immer wieder darum bat, nachdem er seinen Zustand erkannt hatte. Und da die Mutter des Patienten darauf bestand, ihren Sohn am Leben zu erhalten, obwohl man ihr erklärt hatte, daß er zeit seines Lebens ein hilfloser Krüppel bleiben würde, waren ihm die Hände gebunden.

Der beste Freund des Gelähmten, der ihn im Krankenhaus besuchte, verhalf ihm schließlich auf seine Bitte zum Sterben. Da der Gelähmte handlungsunfähig war, sich selbst also nicht helfen konnte, mußte der Freund für ihn handeln. Hier lag somit einwandfrei ein Fall von »Tötung auf Verlangen« vor.

Die Angelegenheit wurde jedoch nicht verfolgt. Denn sie wurde den Behörden nie gemeldet. Niemand hatte den Freund gesehen, als er den Gelähmten besuchte. Möglicherweise hatte der Arzt davon gewußt oder wenigstens davon erfahren. Er sprach jedoch nie darüber. Und die Mutter, die zunächst jede Sterbehilfe abgelehnt hatte, fand sich mit dem, was sie für Schicksal hielt, verhältnismäßig rasch ab. Später gab sie sogar zu, daß der schnelle und offenbar schmerzlose Tod für ihren verkrüppelten Sohn vermutlich »eine Erlösung« gewesen sei. Da sie selbst an dem fraglichen Tag nicht im Krankenhaus gewesen war, war auf sie niemals auch nur der Schatten eines Verdachts gefallen.

Zuweilen ist es für einen Freund — oder eine Freundin — leichter als für Angehörige, einem, der sterben will, dabei zu helfen. Nicht umsonst spricht man in dem Zusammenhang ja auch von einem »letzten Freundschaftsdienst«. Mag es für eine Tochter noch erträglich sein, einem schwerkranken und schwer leidenden alten Vater zum Sterben zu verhelfen, weil sie weiß, daß sie ihm damit seinen Wunsch erfüllt, und weil sie sich sagen kann, daß er sein Leben ja weitgehend gelebt hat, so ist eine Mutter, die ihrem Sohn einen solchen Liebesdienst erweisen soll, damit meist überfordert. Denn er hat ja in ihren Augen »sein Leben noch vor sich«. Und als Mutter — das gleiche gilt häufig auch für den Vater — hofft sie vermutlich wider alle Vernunft auf eine Besserung, sprich auf ein Wunder, auch wenn die Ärzte selbst die entfernteste Möglichkeit dafür ausschließen.

Hinzu kommt, daß sich der Freund — anders als der Angehörige — nicht so leicht dem Verdacht der Erbschleicherei aussetzt, wenn er so etwas tut. Ein Zweifel an seinem humanen Motiv wird in den meisten Fällen daher kaum begründet erscheinen.

3. »Ratgeber« als Helfer

Die Leiche wird in einem Münchner Hotelzimmer gefunden. Es handelt sich einwandfrei um Selbstmord. Die 25jährige Frau hatte das Zimmer für zwei Nächte im voraus bezahlt und gebeten, nicht gestört zu werden, da sie ausschlafen wolle. Dann hatte sie eine Überdosis von Barbituraten genommen. In einem hinterlassenen Brief hatte sie die Gründe für ihren Schritt dargelegt. Neben dem Brief lag das Buch »Gebrauchsanleitung zum Selbstmord« von Claude Guillon und Yves Le Bonnier, das 1982 in deutscher Übersetzung bei einem Frankfurter Verlag erschienen ist. Bei ihrem Vorgehen (Vorausbezahlung der Hotelzimmers, Dosis der Barbiturate) hatte sich die Frau genau nach den Anweisungen der beiden Autoren gerichtet.

Als ich im Herbst 1984 durch einen Kollegen von dem Fall erfahre, suche ich eine große Buchhandlung in der Nähe des Hamburger Rathausmarktes auf, um mir das Buch zu kaufen — nicht um mir das Leben zu nehmen, sondern aus beruflichem Interesse. Es ist jedoch nicht vorrätig, wie man mir erklärt. Als ich bitte, es für mich zu bestellen, zuckt der Buchhändler bedauernd die Achseln:

»Es tut mir leid, aber das Buch ist vergriffen. Ich hatte vor einigen Wochen schon einmal einen Kunden, der danach fragte. Damals haben wir bereits versucht, es zu bestellen. Aber bei der Gelegenheit haben wir erfahren, daß es nicht mehr erhältlich ist.« Daß ich es in einer der Buchhandlungen in der Nachbarschaft noch finden würde, hält er für unwahrscheinlich. »Ich kann mir das kaum vorstellen. Der Buchhandel hat sich beim Verkauf dieses Buches sehr zurückgehalten. Inzwischen steht es übrigens auch auf der Liste jugendgefährdender Schriften, darf also nicht ausgelegt werden — vielleicht ist das ja auch der Grund, warum es vom Verlag nicht mehr ausgeliefert wird.«

Ein Telephonanruf bei dem Frankfurter Verleger bestätigt die Indizierung des Buches als angeblich jugendgefährdend. Vergriffen sei es allerdings keineswegs. Jede Buchhandlung, die es bestelle, erhalte es vom Verlag sofort geliefert, erklärt er mir. Allerdings gebe es viele Buchhändler, die den Verkauf des Buches ablehnten und es daher auch nicht bestellten, obwohl es nach Ansicht der meisten Kritiker, jedenfalls der seriösen, weder unmoralisch noch sittengefährdend sei. »Aber Selbstmord oder richtiger Freitod ist genau wie Sterbehilfe bei uns in weiten Kreisen noch immer tabu«, setzt er hinzu.

Inzwischen ist die Indizierung des Buches, die auf Antrag der Landesregierungen von Rheinland-Pfalz und Baden-Württemberg erfolgt war, wieder aufgehoben worden. Auch ein in der *Frankfurter Allgemeinen Zeitung* abgedruckter »Offener Brief« des Direktors des Rechtsmedizinischen Instituts der Universität Erlangen mit einem Aufruf an die deutschen Buchhändler, die Schrift zu boykottieren, blieb wirkungslos. Das Buch wird wieder bundesweit verkauft und ist — abgesehen von einigen streng katholischen ländlichen Gebieten — überall erhältlich.

Anleitung zum Selbstmord

Aber nicht nur in der Bundesrepublik wurde das Buch auf die Liste jugendgefährdender Schriften gesetzt und sein Verkauf zeitweise von manchen Buchhändlern abgelehnt. Sondern sein französischer Verleger wurde in Frankreich bei der Staatsanwaltschaft wegen angeblich unlauterer Werbung für Arzneimittel angezeigt. Und einer der beiden Autoren wurde dort sogar wegen angeblich unterlassener Hilfeleistung in Untersuchungshaft genommen. Anlaß für all diese Maßnahmen sind die »Gebrauchsanweisungen« für die Ausführung eines sogenannten Selbstmordes, die das Buch in seinem letzten Kapitel enthält.

Die Bürger des 20. Jahrhunderts, die den Gedanken an Tod mit Vorliebe verdrängen, sind mit dem Sterben vielfach nicht sehr vertraut. Wir scheuen zwar nicht unbedingt das Töten — ein Menschenleben gilt in der Massengesellschaft trotz aller gegenteiligen Beteuerungen nicht allzu viel, das zeigt schon die ständig wachsende Zahl von Bombenattentaten und Raubüberfällen mit in Kauf genommener Tötung von Menschen —, aber wir scheuen den Gedanken an den eigenen Tod. Dies hängt vermutlich auch damit zusammen, daß die Vorstellung von einem Weiterleben nach dem Tode heute vielen Menschen fremd ist und zwar auch solchen, die offiziell der Kirche angehören.

Wer sich mit einem Thema selbst nicht beschäftigt, weil er darüber nicht nachdenken mag, der ruft statt dessen gern nach »Informationen«. In einer Zeit, die mit Hilfe einer ständig verbesserten Informationstechnik den Menschen über alles informiert, was irgendwo in der Welt geschieht, kann es nicht ausbleiben, daß auch über früher vielfach tabuisierte Themen wie Freitod und Sterbehilfe das Angebot an Informationen ständig zunimmt. So wird neben dem Arzt, Angehörigen und Freunden auch die Informationsschrift zum Sterbehelfer.

Um solche Hinweise oder Ratschläge oder Informationen wird in mehreren europäischen Ländern seit einigen Jahren eine erbitterte Auseinandersetzung geführt. So wurde in Großbritannien der Vorsitzende der Euthanasiegesellschaft *EXIT (Gesellschaft für das Recht auf einen Tod in Würde)* 1981 zu zwei Jahren Haft verurteilt, weil *EXIT* einen »Ratgeber zum Freitod« publiziert hatte, der nach Ansicht des Gerichts eine Beihilfe zum Selbstmord darstellte. Daß das Buch in Schottland veröffentlicht worden war, wo Beihilfe zum Selbstmord im Gegensatz zu England nicht strafbar ist, hielt die Richter von ihrem Urteil nicht ab.

Bei der Indizierung des Buches in der Bundesrepublik ist der Verbotsgrund weniger in der Tatsache zu suchen, daß es Beihilfe zum Selbstmord leisten könnte, die bei uns ja nicht strafbar ist, als daß es über Mittel und Wege zur strafbaren aktiven Sterbehilfe informiert. Soweit der Arzt diese leistet, sind die Mittel dafür und ihre Dosierung zwar kein Problem. Lehnt sie der Arzt jedoch ab oder steht kein Arzt zur Verfügung und wollen deshalb Angehörige oder Freunde dem Schwerkranken oder Verletzten zum Sterben verhelfen, fehlt es ihnen häufig an den erforderlichen medizinischen Vorkenntnissen dafür. Und da helfen solche Ratgeber.

Bei dem Streit über die Zulässigkeit solcher Ratschläge oder Informationen geht es allerdings nicht nur um medizinisch-technische Details, die hier einem Laienpublikum zugänglich gemacht werden. Sondern es geht abermals um die zentrale Frage, ob der einzelne das Recht — und die Möglichkeit — erhalten soll, selbst oder mit Hilfe von nahen Angehörigen oder Freunden über die Beendigung seines Lebens zu entscheiden, oder ob dieses Recht allein Gott und dem Staat vorbehalten sein soll, die es mit Hilfe von Ärzten, Priestern und Juristen »verwalten«.

Die Hamburger Wochenzeitung *Die Zeit* machte dies in einer Meldung über die Indizierung der »Gebrauchsanleitung zum Selbstmord« in der Bundesrepublik vom 12. August 1983 deutlich, als sie feststellte: »Diese ›Streitschrift für das Recht auf einen selbstbestimmten Tod‹ ist weniger eine Gebrauchsanweisung als eine wütende, im Grunde anarchistische Attacke gegen den modernen Staat, der sich unter dem Vorwand der Fürsorge andauernd in die Privatsphäre einmischt. Wer sich widersetzt, den verfolgt er. Wahrscheinlich entspricht die Indizierung nicht der Sorge um die Jugend, sondern politischer Absicht. Im Indizierungsantrag ... heißt es: ›Diese Druckschrift ist geeignet, Jugendliche sozialethisch zu verwirren.‹ Wen die Welt, wie sie ist, nicht sozialethisch verwirrt, kann dem ein Buch noch etwas anhaben?«

Daß diese Behauptung des angesehenen Blattes nicht ganz aus der Luft gegriffen ist, zeigt das schon einmal zitierte Urteil des Karlsruher Bundesgerichtshofes aus dem Jahre 1954, das die »eigenmächtige« Verfügung des Bürgers über sein eigenes Leben und damit auch die Selbsttötung ausdrücklich für unzulässig erklärt.

Für mich haben solche Thesen, jedenfalls wenn sie in der zweiten Hälfte des 20. Jahrhunderts ausgesprochen werden, etwas Anachronistisches. Ein Gericht, das ein solches Urteil »im Namen des Volkes« ausspricht, könnte dieses Recht, das es dem einzelnen abspricht, ja in einer modernen Demokratie nicht Gott oder der Kirche, sondern höchstens dem Arzt oder dem Staat zusprechen. Aber Ärzte als legitime Herren über Leben oder Tod eines Menschen an Stelle dieses Menschen selbst? Oder gar der Staat nach dem, was wir in unserem Land im Dritten Reich erlebt haben?

In der Schule habe ich den aus dem antiken Griechenland überlieferten Satz gelernt: »Wen die Götter lieben, den lassen sie jung sterben.« Und in Platons »Phaidon« sagt Sokrates, bevor er den Schierlingsbecher trinkt: »In der Tat also trachten die richtig Philosophierenden danach zu sterben.«

Heute haben solche Erkenntnisse, wie ich meine, eine

noch viel größere Bedeutung, weil die medizinische Wissenschaft das rein biologische Dasein eines Menschen, anders als im antiken Griechenland, weit über die Grenzen des lebenswerten Lebens hinaus verlängern kann. Dies sollte die Forderung des einzelnen nach Selbstbestimmung im Hinblick auf Art und Zeitpunkt der Beendigung seines Lebens eigentlich auch der Obrigkeit verständlich machen. Daß diese Obrigkeit statt dessen versucht, das Selbstbestimmungsrecht des Bürgers auf diesem rein privaten Gebiet durch Verbote von Informationsschriften einzuschränken oder nach Möglichkeit sogar ganz zu beseitigen, halte ich für eine undemokratische und unerträgliche Anmaßung unserer Bürokratie.

Bisher ist auch nicht bekannt geworden, daß Ratgeber für eine würdevolle und schmerzfreie Methode des Freitods irgendwo »Selbstmordwellen« ausgelöst hätten, wie die Befürworter ihrer Verbote das ständig prophezeien. Ein gesunder und handlungsfähiger Mensch, der sich das Leben nehmen will, fährt sich mit dem Auto zu Tode, stürzt sich vom Dach oder wirft sich vor die Eisenbahn, wenn ihn die Behörden daran hindern, sich über einfachere und schmerzlosere Wege zu informieren. Ob das besser ist, erscheint mir mehr als zweifelhaft. Lediglich Alten und Kranken, denen Angehörige und Freunde helfen wollen, die jedoch den Weg dazu nicht wissen, wird ein würdiges Sterben durch solche Verbote erschwert oder unmöglich gemacht.

Verbote solcher »Ratgeber« erscheinen mir aber auch deshalb sinnlos, weil sich die darin enthaltenen Informationen, wenn sie einmal veröffentlicht worden sind, in einer so informationsfreudigen Zeit wie der unseren auf die Dauer doch nicht geheimhalten lassen.

Schließlich verstoßen solche Verbote, auch wenn sie nur als »Indizierungen« gehandhabt werden, meines Erachtens gegen das in Artikel 5 des Grundgesetzes ausdrücklich festgeschriebene Gebot der Meinungs- und Informationsfreiheit und sind deshalb rechtswidrig.

Ich bin auf das von den beiden Franzosen verfaßte Buch deshalb so ausführlich eingegangen, weil es bisher die einzige in deutscher Sprache veröffentlichte Anleitung zum Freitod und damit auch zu aktiver Sterbehilfe ist, die jeder kaufen kann. Praktische Anleitungen und damit Informationen, wie man sich sicher und schmerzfrei das Leben nehmen kann, gibt es auch in der Bundesrepublik. Nur sind sie nicht im freien Handel erhältlich, sondern werden von den Gesellschaften, Vereinen und Organisationen, die sie zusammengestellt haben, lediglich an ihre Mitglieder ausgegeben.

Auf diese Weise wollen sich die Gesellschaften einmal gegen strafrechtliche Verfolgung und Verbote schützen, zum anderen wollen sie auf diese Weise Mitglieder werben. Wer sich das Leben nehmen oder einem anderen zum Sterben verhelfen will, aber keinen sicheren Weg weiß, tritt in die fragliche Gesellschaft ein, zahlt seinen Mitgliedsbeitrag und erhält die Anleitung. Einige Gesellschaften verlangen vor der Buchausgabe wenigstens eine einjährige Mitgliedschaft, um voreilige Selbstmorde im Zuge vorübergehender Depressionen zu vermeiden. Daß die Vereinskasse davon profitiert, ist eine sicherlich nicht als unliebsam empfundene Nebenwirkung dieser Bestimmung.

4. Patientenverfügungen

Die 37jährige Martina Winter* ist schwere Alkoholikerin. Nach Leerung einer halben Flasche Cognac stürzt sie sich eines Abends aus einem Fenster ihrer Wohnung im vierten Stock eines Miethauses. Bei ihrer Einlieferung ins Unfallkrankenhaus stellten die Ärzte außer Knochenbrüchen eine Entzündung der Bauchspeicheldrüse, Blutvergiftung, eine Schocklunge und schließlich Nierenversagen fest. Nur künstliche Beatmung, maschinelle Blutwäsche, Ernährung

* Name wurde geändert

durch eine Sonde und zahlreiche Medikamente in hohen Dosen erhalten die Frau, die sterben wollte, am Leben.

Nach dreieinhalb Wochen auf der Intensivstation wollen drei der sie behandelnden Ärzte ihr das Sterben erlauben. Sie sehen keinen Sinn mehr in der Verlängerung ihres Lebens, das sie selbst ohnehin beenden wollte, und schlagen deshalb einen Abbruch der bisherigen »Maximaltherapie« vor. Dies würde innerhalb weniger Tage den Tod der Patientin auf Grund von Nierenversagen zur Folge haben.

Der vierte Arzt kann sich, weil die Patientin erst 37 Jahre alt ist, dazu jedoch nicht entschließen. Er stimmt deshalb gegen den vorgeschlagenen Abbruch. Wie in deutschen Kliniken üblich, wird das Minderheitsvotum respektiert. Das erhält die Frau am Leben. Fünf Tage nach dem Beratungsgespräch der vier Ärzte geht es der Kranken erstmals etwas besser. Vier Monate später wird sie als geheilt aus dem Krankenhaus entlassen.

Martina Winter lebt noch heute. Der erlittene Schock, der lange Aufenthalt im Krankenhaus und der damit verbundene zwangsweise Alkoholentzug haben sie in die Lage versetzt, den Kampf gegen den Alkoholismus aufzunehmen. Sie ist einer Gruppe der *Anonymen Alkoholiker* beigetreten, hat mit ihrer Hilfe Arbeit gefunden und lebt, wie sie offen gesteht, heute gern. Daß sie fest entschlossen war, ihr Leben zu beenden, als sie sich aus dem Fenster stürzte, bestreitet sie nicht.

»Ich sah damals keinen Sinn mehr in meinem Leben«, gibt sie zu, »ich hatte auch keine Hoffnung, mit dem Trinken aufzuhören. Ich wollte sterben. Und wenn die Ärzte mich damals hätten sterben lassen, hätte ich ihnen deswegen nie einen Vorwurf gemacht.«

Sie weiß, daß einer oder mehrere von denen, die sie damals behandelten, sie sterben lassen wollten, weil das, wie sie meinten, ihrem Wunsch entsprach.

»Sie hatten damit ja auch recht«, sagt sie achselzuckend, »daß ich heute anders denke, konnten die damals nicht wissen. Das wußte ich damals ja selber nicht. Damals wollte ich sterben. Das Schwierige beim Sterben ist nur, daß man es nicht rückgängig machen kann ...«

Bei ihr »machte man es rückgängig«. Aber das war eine Ausnahme, gibt sie zu. Trotzdem lehnt sie auf Grund dieser Erfahrung Sterbehilfe nicht grundsätzlich ab. Wenn ein Mensch seinen Tod beschleunigen will, etwa weil er unerträgliche Schmerzen leidet, soll der Arzt ihm helfen, daß er sterben kann. Der Ansicht ist sie auch heute.

»Wenn ich mit dem Trinken nicht fertig geworden wäre, sondern weiter so leben müßte, wie ich vorher gelebt habe, würde ich es wahrscheinlich längst schon wieder versucht haben, und ich würde jeden Arzt bitten, mir dabei zu helfen«, sagt sie leise, »weil es damals wirklich aussichtslos war — oder jedenfalls aussichtslos schien. Jetzt, wo sich das geändert hat, ist das natürlich anders.«

Zu spät zum Umkehren

Martina Winter ist vielleicht kein Ausnahmefall, gehört aber sicherlich zu einer Minderheit von Selbstmördern, die ihre Lebensbedingungen von Grund auf ändern, nachdem die Ärzte sie gegen ihren Willen am Leben gehalten haben, und denen ihr Leben, das sie vorher abgelehnt hatten, jetzt gefällt. Aber ihr Fall macht ein grundlegendes Argument der Gegner einer aktiven Sterbehilfe deutlich, das bereits in einem der vorangegangenen Kapitel angesprochen wurde: Sie bezweifeln die Ernsthaftigkeit oder zumindest die Unabänderlichkeit des menschlichen Willens.

Selbst diejenigen, die dem Willen des einzelnen mehr Gewicht beimessen als den Wünschen der Kirche oder des Staates, weisen nicht selten auf das Recht des Menschen hin, Irrtümer zu begehen und diese nachträglich zu korrigieren, also aus seinen Fehlern zu lernen. Beim Sterben ist dies jedoch wegen der Endgültigkeit des Todes nicht mehr durchführbar.

»Es ist eine alte Erfahrung, daß Menschen, die zum Sterben bereit, ja sogar entschlossen waren, im Angesicht ihres

Todes plötzlich an ihrem Leben hängen«, versichert mir der Chefarzt eines großen Hamburger Krankenhauses, »deshalb sollten Ärzte, die einem Kranken zum Sterben verhelfen, sehr vorsichtig sein, wenn sie sich dafür auf den Willen ihres Patienten berufen. Denn der könnte seinen Willen ja ändern.«

Wer jemanden bestiehlt, kann das Gestohlene zurückbringen, wenn er seine Tat bereut und dementsprechend nachträglich seine Absicht ändert. Dadurch kann er zwar den Diebstahl nicht ungeschehen machen, wohl aber den dadurch verursachten Schaden beseitigen. Wer einen Menschen tötet, kann ihn dagegen nicht ins Leben zurückrufen. Und was für andere gilt, gilt auch für einen selbst.

Hat ein Arzt seinem Patienten auf dessen Wunsch eine Überdosis Morphium gespritzt, um ihn »einschlafen« zu lassen, hat ein Kranker das ihm vom Arzt oder durch Freunde besorgte Zyankali genommen, um seine Leiden zu beenden, kann er das, was geschehen ist, nicht mehr ändern. Nur solange einer am Leben ist, kann er seinen Entschluß zu sterben korrigieren. Und diese Möglichkeit, »umzukehren«, sollte ihm so lange erhalten bleiben, bis Gott oder die Natur sein Leben beenden, argumentieren die Gegner der aktiven Sterbehilfe.

Noch mehr Gewicht gewinnt ihr Argument, wenn der Betroffene selbst nicht mehr in der Lage ist, seinen Sterbewunsch kund zu tun, weil er bewußtlos ist, weil er im Koma liegt, wenn der Arzt diesen Wunsch nur vermutet, weil sein Patient unter Schmerzen leidet. Hier kann vom Arzt nur »unterstellt« werden, daß der Patient sterben will. Frühere Äußerungen, Gespräche mit Verwandten oder Freunden, auch medizinische Erfahrungen im Hinblick auf die Leidensfähigkeit wie die Leidensbereitschaft von Menschen können dabei helfen. Aber eine eindeutige Entscheidungsgrundlage bieten sie nicht. Zweifel bleiben immer offen. Hier ist der Arzt daher noch mehr auf sich selbst gestellt, wird seine Verantwortung und damit seine Belastung daher noch größer.

»Ich will, daß man mich sterben läßt …«

Viele Menschen, die einen qualvollen oder einen würdelosen Tod fürchten, haben vor einer solchen Situation Angst.

»Wenn ich zu Hause sterbenskrank werde, wo mich mein Arzt behandelt, der meine Einstellung kennt, ist alles in Ordnung«, hat mir ein Kollege, der viel reist, einmal anvertraut, »aber was passiert, wenn ich unterwegs oder womöglich im Ausland einen Unfall habe, wo mich kein Mensch kennt, und ich liege im Koma, aber die Ärzte halten mich am Leben, womöglich wochenlang, weil man ihnen beigebracht hat, Leben muß so lange wie möglich erhalten bleiben, ganz egal,wie es aussieht, oder weil sie an der Behandlung verdienen, oder auch nur, weil sie einfach nicht wissen, daß ich sterben möchte? Das ist für mich ein Alpdruck!«

Nicht nur für ihn. Viele Menschen fürchten sich vor einer solchen Situation. Und viele suchen nach einer Möglichkeit, sie zu vermeiden, indem sie rechtzeitig vorher bestimmen, was in einer solchen Situation mit ihnen geschehen soll.

In den USA hat man schon vor vielen Jahren diesem Wunsch Rechnung getragen. Bereits 1976 trat in Kalifornien der »Natural Death Act« in Kraft, der die sogenannte »Patientenverfügung«, auch »Testament unter Lebenden« genannt, als rechtsverbindliche Willenserklärung zuläßt und anerkennt.

Nach diesem Gesetz kann ein Bürger — gleichgültig ob gesund oder krank — wie in einem Testament verfügen, daß im Falle einer tödlichen Erkrankung keine lebensverlängernden Maßnahmen bei ihm vorgenommen werden. Also kein Anschluß an Beatmungsgeräte, keine intravenöse Ernährung.

In Kalifornien deckt diese Verfügung den Arzt. Er kann, wenn er dieser Anweisung folgt und einen hoffnungslos Kranken oder tödlich Verletzten nicht in die Intensivstation verlegt, sondern in Frieden sterben läßt, dort weder wegen Tötung noch wegen unterlassener Hilfeleistung angeklagt werden.

Die kalifornische Regelung ist, zumindest im Prinzip, von einer Reihe anderer US-amerikanischer Einzelstaaten wie auch von Australien übernommen worden. Sie hat sich darüber hinaus im gesamten anglo-amerikanischen Raum zwar nicht juristisch durchgesetzt, wird aber dort in der Praxis sowohl von Staatsanwaltschaften wie von Gerichten weitgehend berücksichtigt. Daher machen dort trotz fehlender juristischer Anerkennung viele Bürger von dieser Möglichkeit Gebrauch.

So ist bekannt, daß der britische Medizin-Nobelpreisträger Sir Frank McFarlane in seiner Brieftasche stets eine Erklärung bei sich trug, die folgenden Wortlaut hatte: »Im Hinblick auf mein Alter verlange ich, daß jede längere Bewußtlosigkeit, gleich ob durch Unfall, Herzschlag oder Schlaganfall verursacht, ihren natürlichen Verlauf nehmen darf und nicht durch Intensivpflege oder Reanimations-Maßnahmen beeinflußt wird.«

Im amerikanischen Bundesstaat Kansas ist die Patientenverfügung sogar durch Gesetz für den Arzt verbindlich erklärt worden. Hier muß er sie befolgen. Lehnt er dies ab, muß er den Patienten an einen Kollegen überweisen, der bereit ist, sie auszuführen. Tut er dies nicht, macht er sich strafbar.

In Deutschland ist die »Patienten-Verfügung« — so bezeichnet sie die *Deutsche Gesellschaft für Humanes Sterben* — genausowenig rechtsverbindlich wie in den übrigen europäischen Staaten. Als einen der Hauptgründe dafür bezeichnet Oberlandespräsident Rudolf Wassermann, der sich intensiv mit diesem Thema befaßt hat, die Tatsache, daß eine solche Erklärung jederzeit widerruflich ist; daher könne sich ein Arzt, der auf eine solche Verfügung stößt, nicht darauf verlassen, weil er nicht wisse, ob sein Patient seine Ansicht nicht inzwischen geändert habe.

Mir leuchtet dieses Argument nicht recht ein. Denn es spricht im Prinzip genauso gegen die Anerkennung eines normalen eigenhändigen Testaments, das der Erblasser ja auch jederzeit ändern oder widerrufen kann. Dessen Gültigkeit wird aus diesem Grunde prinzipiell jedoch nicht in Zweifel gezogen.

Einleuchtender erscheint mir da schon der Hinweis auf den in Krankheitsfällen vielfach plötzlich aufflackernden Lebenswillen des Patienten, nachdem die medizinische Wissenschaft festgestellt hat, daß Kranke, auch Schwerkranke vielfach stärker an ihrem Leben hängen als Gesunde. Deshalb, so dieses Argument, entspreche eine von einem Gesunden aufgesetzte Patientenverfügung nicht dem wahren Willen seines Verfassers im Stadium der Krankheit, argumentieren viele Juristen und auch manche Ärzte.

Trotzdem begrüßen viele Ärzte die Existenz einer solchen Verfügung, auch wenn diese sie im Falle einer Anklage juristisch nicht schützt. Aber sie erleichtert dem Arzt, wenn der Patient ohne Bewußtsein ist, unter Umständen die ihm dann obliegende Entscheidung. Deshalb wird das Aufsetzen einer solchen Patientenverfügung, trotz ihrer rechtlichen Unverbindlichkeit häufig auch von der Ärztekammer empfohlen.

Ein junger Arzt in einer hessischen Kleinstadt erzählte mir im Herbst 1985, daß er Patienten, wenn sie ihn darauf ansprechen, zur Abfassung einer solchen Erklärung rät, wenn sie im Falle einer unheilbaren Erkrankung keine künstliche Lebensverlängerung für sich wünschen. Er empfiehlt ihnen auch, diese Erklärung nach Möglichkeit immer bei sich zu tragen. Während seiner Ausbildungszeit hat er erlebt, wie in einem Krankenhaus eine ältere Frau mit schweren Kopf- und Rückgratsverletzungen eingeliefert wurde und welche Schwierigkeiten der Arzt dort bei der Behandlung hatte. Der Grund dafür lag in der Tatsache, daß niemand in dem Krankenhaus die Frau kannte, erzählte er mir.

»Wenn es gelang, die Frau am Leben zu erhalten, was unwahrscheinlich war, würde sie voll gelähmt bleiben, nie mehr gehen können, ständig Schmerzen haben, stellte der

Arzt damals fest, und länger als ein paar Monate würde ihr Leben ohnehin nicht dauern. Menschlich wäre es daher gewesen, die Frau in Frieden sterben zu lassen, ohne daß sie wieder zu Bewußtsein kam und merkte, was passiert war. Aber niemand wußte, wie die Frau selber darüber dachte.«

Der Arzt hatte damals versucht, mit Angehörigen der Frau Kontakt zu bekommen. Aber die Frau stammte aus Süddeutschland, stand nicht im Telephonbuch, Verwandte waren, auch unter Einschaltung der Polizei, in der kurzen Zeit, die zur Verfügung stand, nicht aufzutreiben. Daher entschloß er sich, die Patientin nicht sterben zu lassen, sondern alles zu tun, um sie am Leben zu erhalten.

»Über drei Wochen hat sie noch gelebt«, berichtet der Doktor, »die ganze Zeit hatte sie Schmerzen, und von Anfang an gab es keine Hoffnung für sie, jemals auch nur annähernd wieder gesund zu werden. Ihr Mann war tot. Kinder hatte sie nicht. Und wir haben uns später immer wieder Vorwürfe gemacht, warum wir sie nicht früher haben sterben lassen.«

Er hat den Vorfall nie vergessen. Und deshalb rät er heute Patienten, wenn sie ihn fragen, eine Patientenverfügung aufzusetzen und sie bei sich zu tragen. Gebunden fühlt er sich an eine solche Verfügung allerdings nicht. »Die Entscheidung muß ich als Arzt treffen, die nimmt mir keiner ab. Denn nur der Arzt kann beurteilen, ob der Patient eine Chance hat. Aber eine solche Verfügung erleichtert mir die Entscheidung, weil sie mir einen Anhaltspunkt gibt, wie der Patient denkt oder jedenfalls, wie er gedacht hat, als er noch gesund war.«

Mir erscheint dieses Argument überzeugend. Eine Anerkennung der Patientenverfügung als Ausdruck eines legitimen Sterbewunsches eines Menschen im Falle etwa einer unheilbaren Krankheit würde nicht nur dem Arzt seine schwierige Entscheidung erleichtern, sondern sie würde außerdem dem Bürger wenigstens ein gewisses Selbstbestimmungsrecht im Hinblick auf sein Sterben gewähren. Und das halte ich für besonders wichtig.

Es ist schließlich wirklich nicht einzusehen, warum ein Bürger zwar über den Verbleib seines gesamten materiellen Besitzes mit Hilfe eines eigenhändigen Testaments verfügen können soll, nicht aber über sein allerpersönlichstes Gut, nämlich über Art und Zeitpunkt seines Sterbens. Wir leben doch nicht mehr im Mittelalter, als der Mensch noch bloßes Objekt einer wie immer gearteten weltlichen oder kirchlichen Obrigkeit war.

Die Form einer solchen Verfügung wie ihre Reichweite — ob sie wie im amerikanischen Bundesstaat Kansas den Arzt binden soll oder nicht — kann der Gesetzgeber bestimmen. Darüber sollten juristische Experten Gutachten abgeben, sollten Ärzte und vor allem auch die Öffentlichkeit gehört werden. Daß die in den USA inzwischen gemachten Erfahrungen mit diesen Verfügungen Berücksichtigung finden sollten, liegt auf der Hand.

Der bisherige Widerstand des Gesetzgebers gegen die offizielle Anerkennung einer solchen Verfügung leuchtet mir um so weniger ein, als der Verfügende damit ja nicht in fremdes Leben eingreift, wie das etwa bei der aktiven Sterbehilfe durch den Arzt in gewissem Maße der Fall ist, sondern nur über seine eigene irdische Existenz bestimmt. Er beschwört also keine Gefahren für andere Bürger herauf. Daher ist nicht einzusehen, warum der Staat einer solchen Verfügung die Anerkennung versagt.

Mit ihr will sich der Bürger dagegen wehren, daß Produkte moderner Technologie über die Dauer seines persönlichen Lebens bestimmen. Daß der Staat sich anderer Produkte dieser Technologie wie Computer und Datenbanken in seinem Verwaltungsbereich hemmungslos bedient, gibt ihm aber meines Erachtens nicht das Recht, seine Bürger zu ihrer Benutzung auch in ihrem ganz persönlichen Lebensbereich zu zwingen, indem er ihrem Wunsch, sie bei sich nicht anzuwenden, die Anerkennung versagt.

Angesichts der Fülle von Gesetzen über recht wenig bedeutsame Fragen, die in Bonn laufend verabschiedet werden, erscheint die Weigerung der Bonner Gesetzgeber, dieses für die Bevölkerung wichtige Thema auch nur zu diskutieren, als bloße Ausrede. Entweder fürchten unsere Politiker die Beschäftigung mit diesem Thema, weil es eine persönliche Stellungnahme von ihnen erfordern würde, oder sie versprechen sich davon keine parteipolitisch nützliche oder nutzbare Wirkung und möchten deshalb keine Zeit dafür »opfern«.

Die schwedische Friedensnobelpreisträgerin Alva Myrdal hat schon am 13. Mai 1977 in Stockholm erklärt: »Wir merken ein deutliches Anwachsen des Respekts vor den Menschenrechten und damit vor einem von mir stets als unantastbar empfundenen Anspruch, nämlich die Stunde des Abschieds vom Leben selbst bestimmen zu dürfen, wenn es nicht mehr lebenswert ist. Es wäre am besten, diesen letzten Willen schriftlich niederzulegen, um die Ärzte und Angehörigen von der Verantwortung zu entbinden.«

Dem Wort der großen schwedischen Sozialreformerin ist, wie ich meine, kaum etwas hinzuzufügen.

Ein Muster einer solchen Patientenverfügung ist im Anhang des Buches abgedruckt.

V. Sterbehilfsorganisationen

1. In der Bundesrepublik

»… Ingrid war ja erst neun Jahre alt, sie konnte sich nicht wehren … Wenn sie sagte, laßt mich doch bitte, bitte sterben, es tut so schrecklich weh, lieber Gott hilf mir doch, daß ich einschlafe und nicht wieder aufwachen muß, dann sagten die Ärzte, Kinder sagen so was schnell, wenn sie Schmerzen haben, aber das sind keine echten Sterbewünsche, so ein Kind weiß ja noch gar nicht, was Leben bedeutet und ich war ja nur Ingrids Tante, ich hab' mich zwar am meisten um sie gekümmert, aber ich hatte natürlich nichts zu sagen …«

Die 57jährige Elfriede Lerner* hat ihre Nichte acht Wochen lang im Krankenhaus besucht. Fast jeden Tag. Die Eltern des Kindes waren geschieden. Die Mutter, Elfriede Lerners Schwester, war berufstätig und konnte nur am Wochenende kommen. Und die neunjährige Ingrid hatte schon, als sie noch gesund war, ein besonders enges Verhältnis zu ihrer Tante gehabt. »Hilfsmutti« hatte sie sie genannt, weil die Tante immer für sie da war, wenn die eigene Mutter keine Zeit für sie hatte.

Und dann war das Unglück geschehen. Ingrid war mit einer Freundin zum Wochenende in die Berge gefahren. Die Eltern der Freundin hatten sie eingeladen. Ein Onkel der Freundin hatte dort einen Bauernhof. Und die beiden Mädchen liebten die Tiere, die es dort gab, Kühe, Schafe und sogar ein Pferd.

Auf dem Rückweg war es dann passiert. Im Nebel war

* Name wurde geändert

ihr Auto mit einem Lastwagen zusammengestoßen. Ingrids Freundin und ihr Vater waren auf der Stelle tot. Die Mutter und sie wurden mit schweren Verletzungen ins Krankenhaus gebracht. Die Mutter der Freundin hatte dort nur noch drei Tage gelebt. Bei Ingrid dauerte es acht Wochen, bis sie schließlich starb.

Das Unglück ist fast vier Jahre her. Aber Elfriede Lerner fällt es noch heute schwer, darüber zu sprechen.

»Die meiste Zeit war Ingrid zwar bewußtlos«, erzählt sie, »sie lag da wie ein halbtotes Tier zwischen lauter Schläuchen und Apparaten und großen Glasballons. Aber wenn sie aufwachte, weinte sie meistens, weil sie Schmerzen hatte. Dann kam eine Schwester und gab ihr eine Spritze ›gegen die Schmerzen‹, wie sie sagte, und dann war das Mädchen nach ein paar Minuten wieder eingeschlafen. Dafür quälten sie das Kind. Acht Wochen lang. Dabei wußten sie von Anfang an, daß Ingrid nicht wieder gesund werden würde …«

Sie hat ein paarmal versucht, mit den Ärzten zu reden, hat sie gebeten, das Kind doch sterben zu lassen, damit sie sich nicht mehr so quälen mußte. Aber ohne Erfolg.

»Das letzte Mal hat eine junge Ärztin mich richtig angefahren, als ich sie deswegen ansprach. Was mich das anginge, ich sei doch schließlich nur die Tante, hat sie mich gefragt, und ob ich vielleicht was erbte, wenn das Mädchen stürbe. Da habe ich nichts mehr gesagt. Und ein paar Tage später ist Ingrid ja denn auch eingeschlafen.«

Aber sie hat das lange Sterben ihrer Nichte nicht vergessen. Und zwei Monate später ist sie einem Verein beigetreten, der für eine Freigabe der Sterbehilfe kämpft. »Damit mir so was nicht passiert, damit ich mir helfen kann, wenn es bei mir mal soweit ist.«

Ob der Verein bei den Ärzten und den Richtern und den Politikern was erreicht, weiß sie natürlich nicht. »Aber es ist besser, denen Geld zu geben als irgendwelchen Organisationen, die dafür noch mehr Apparate kaufen, mit denen sie Menschen quälen, die sterben wollen …«

Die Politiker sind dagegen

Es gibt nicht nur Bücher und Schriften, die das Thema Sterbehilfe erörtern und über Möglichkeiten ihrer praktischen Ausübung informieren, sondern es gibt auch Organisationen, die sich damit befassen.

Die wichtigste dieser Organisationen in der Bundesrepublik ist die 1980 gegründete *Deutsche Gesellschaft für Humanes Sterben* (DGHS). Sie zählt inzwischen über 11000 Mitglieder und fordert vor allem eine Liberalisierung der Gesetze auf dem Gebiet der Sterbehilfe. Auf Anforderung versendet sie an ihre Mitglieder Informationsmaterial über Möglichkeiten, sich das Leben zu nehmen, sowie Muster für eine Patientenverfügung, die im Falle einer unheilbaren Krankheit oder schwerster Verletzungen künstliche Lebensverlängerungsmaßnahmen untersagt. Hauptziel der Gesellschaft ist es, dem Willen des Bürgers, der sterben will, Geltung zu verschaffen, und Ärzte wie Pflegepersonal, Angehörige wie Freunde, die ihm dabei behilflich sind, vor Bestrafung zu schützen.

Die DGHS hat sich ursprünglich aus dem Nürnberger *Bund für Geistesfreiheit* entwickelt. Dieser war eine Nachfolgeorganisation der 1859 gegründeten Nürnberger *Freireligiösen Gemeinde,* die das Ziel verfolgte, die freigeistige Tradition Nürnbergs zu pflegen. Ein Mitglied dieses Bundes erlebte 1976, wie der Tod seiner schwer krebskranken Mutter »durch medizinische Verrichtungen zur Ernährung und Aufrechterhaltung des Kreislaufs um zwei bis drei Wochen verzögert wurde, ohne daß der sterbende Mensch um seine Einwilligung gefragt wurde«.

Dies empörte ihn so sehr, daß er den Nachlaß seiner Mutter zur Gründung einer *Initiative für humanes Sterben nach Wunsch des Sterbenden* verwandte. Aus dieser entwickelte sich innerhalb der folgenden Jahre dann die *Deutsche Gesellschaft für Humanes Sterben.* In ihren Gründungsjahren arbeitete die Initiative genau wie später die Gesellschaft eng mit der *Humanistischen Union* zusammen, die sich ebenfalls für die Freigabe aktiver Sterbehilfe einsetzt.

In § 2 der mehrfach revidierten Satzung wird das Ziel der DGHS mit den Worten formuliert: »Die Gesellschaft versteht sich als eine Bürgerrechtsbewegung zur Verwirklichung des Selbstbestimmungsrechts des Menschen bis zur letzten Lebensminute. Sie versteht sich dabei als Vertreter jener Bürger, die sich das Recht auf eine Sterbensverkürzung aus humanitären Gründen sichern wollen.«

Das ursprünglich angesprochene Ziel, den § 216 StGB abzuschaffen oder wenigstens zu reformieren, wird in der Satzung heute nicht mehr ausdrücklich erwähnt. Es wird aber, wie der Vorstand der Gesellschaft versichert, nach wie vor mit allen Mitteln weiterverfolgt.

Die Gesellschaft hat anfangs versucht, Abgeordnete und Politiker direkt anzusprechen, um ihre Unterstützung für die angestrebte Gesetzesreform zu gewinnen. Diese Versuche blieben jedoch ohne Ergebnis. Obwohl Meinungsumfragen zeigen, daß immer mehr Bundesbürger die Zulässigkeit aktiver Sterbehilfe bejahen — schon 1973 sprachen sich bei einer Sendung der Fernsehreihe »Pro und Contra« 17 von 25 Teilnehmern für die Zulässigkeit einer Tötung auf Verlangen aus —, lehnen Politiker wie Abgeordnete jede Reform auf diesem Gebiet nach wie vor kategorisch ab.

Auch die *Humanistische Union,* eine vor 25 Jahren gegründete Bürgerrechtsorganisation mit Sitz in München, die sich für die Wahrung der bürgerlichen Freiheitsrechte engagiert, blieb mit ihren Bemühungen auf diesem Gebiet erfolglos. Sie versandte im März 1982 an alle Bundestagsabgeordneten einen spezifizierten Vorschlag zur Änderung des § 216 StGB, in dem sie lediglich die Anfügung eines zusätzlichen Absatzes vorschlug, der lauten sollte: »Der Täter handelt dann nicht rechtswidrig, wenn er die Tat begangen hat, um einen menschenwürdigen Tod zu ermöglichen.«

Auf diese Weise sollten, wie die Sprecher des Verbandes erklärten, die religiösen Einwände gegen eine Lockerung der Strafbestimmung berücksichtigt werden; der Staat sollte lediglich im Zuge seiner pluralistischen Struktur zur Rücksichtnahme auch auf nicht religiös gebundene Bürger veranlaßt werden.

Auch diese Anregung fand jedoch keine Zustimmung. Alle Bundestagsfraktionen lehnten den Vorschlag ab mit der Begründung, der Grundsatz des Lebensschutzes durch unsere Rechtsordnung sowie die Gefahren des Mißbrauchs einer solchen Bestimmung ließen ihre Anfügung nicht zu.

Auf Grund dieser negativen Erfahrungen konzentriert sich die *Deutsche Gesellschaft für Humanes Sterben* heute zunächst auf Bemühungen um eine »Veränderung des Klimas« in dieser Frage in der Bundesrepublik und zum anderen auf eine Betreuung der ständig wachsenden Zahl ihrer Mitglieder.

Das erste der beiden Ziele verfolgt der Vorstand sehr geschickt durch Stellungnahmen zu publizitätsträchtigen Vorfällen wie den Aktionen von Professor Hackethal, durch Pressemitteilungen wie durch Einholung medizinischer Gutachten in Fällen strittiger oder umstrittener Sterbehilfsmaßnahmen.

Auf diesem Wege hat es die DGHS inzwischen erreicht, daß ihre Vertreter bei öffentlichen Anhörungen zu diesem Thema, wie etwa vor dem Bundestag, trotz ihrer nach wie vor verhältnismäßig geringen Mitgliederzahl regelmäßig zugezogen und gehört werden. Und das wachsende Interesse der Öffentlichkeit an dem Thema führt dazu, daß die Medien über ihre Äußerungen und Stellungnahmen bei solchen Gelegenheiten ausführlich berichten und ihr damit weitere Publizität verschaffen.

Ihr zweites Ziel, die Betreuung und Beratung ihrer Mitglieder, verfolgt die DGHS durch Versendung sogenannter Suizid-Broschüren (Anleitungen zum Freitod), durch Zusendung von Entwürfen für sogenannte Patientenverfügungen wie in Einzelfällen auch durch Rechtshilfeberatung und finanzielle Unterstützung von Personen, die auf Grund von Sterbehilfsmaßnahmen juristisch verfolgt werden. (So etwa hatte die Gesellschaft Professor Hackethal bei seiner Verteidigung finanzielle Unterstützung angeboten.)

Trotz aller Bemühungen ist es der *Deutschen Gesellschaft für Humanes Sterben* und anderen auf diesem Gebiet tätigen Personen bisher jedoch nicht gelungen, eine Bresche in die geschlossene Abwehrfront der Politiker, Juristen und ärztlichen Standesorganisationen in der Bundesrepublik zu schlagen.

2. Im Ausland

1973 erregt der Fall der holländischen Ärztin Dr. Gertruide Postma van Bowen, die ihrer Mutter zum Sterben verhilft, weit über die Grenzen ihres Landes hinaus Aufsehen.

Die 78jährige Mutter der Ärztin, Margina van Bowen-Gevelink, befand sich seit mehreren Jahren in dem katholischen Siechenheim Marienhof des westfriesischen Dorfes Oosterwoolde. Seit Monaten war sie unfähig, sich zu bewegen, und litt unter ständig zunehmenden Schmerzen. Immer wieder bat sie ihre Tochter, ihr doch zu helfen, um sie von ihren unerträglichen Leiden zu erlösen. Schließlich erfüllte die Tochter ihr die Bitte.

Für den Leiter des Heims, den Arzt Dr. Jan Gol, war die Tat jedoch ein Verbrechen. Er verweigerte die Ausstellung eines Totenscheins und zeigte seine Kollegin an.

Ein Jahr lang zögerte die Staatsanwaltschaft. Dann erhob sie Anklage. In dem Prozeß vor der Strafkammer des holländischen Landgerichts Leuwaarden, über den ich damals für den *Norddeutschen Rundfunk* und den *Stern* berichtet habe, schilderte die Angeklagte den Vorgang so: »Als ich in das Zimmer kam, hing meine Mutter ganz schief in ihrem Rollstuhl. Sie war mit Riemen festgeschnallt, damit sie nicht herausfiel. Ihre Zunge quoll aus dem Mund. Sie war halb bewußtlos. Ich habe sie sanft hin- und hergeschüttelt. Da sah sie mich an und fragte: ›Warum hilfst du mir denn nicht?«

Die Ärztin umarmte ihre Mutter und flüsterte ihr in das eine Ohr, auf dem die Gelähmte noch etwas hören konnte: »Ich helfe dir, jetzt wird es bald besser.«

Dann injizierte sie ihr 200 Milligramm Morphium in die Vene und beendete dadurch das Leben der alten Frau.

»Meine Mutter wollte sterben«, erklärte Gertruide Postma van Bowen dem Gericht, »ihr Leiden war unerträglich. Sie weiterleben zu lassen, wäre unmenschlich gewesen.«

Der Heimarzt Dr. Gol widersprach ihr im Zeugenstand. »So bedauerlich der Zustand der Patientin auch war, die eigentliche Sterbephase hatte noch nicht begonnen«, versicherte er, »man hätte sie noch am Leben halten können.«

Vor Beginn der Verhandlung marschierte ein Demonstrant vor dem Gerichtsgebäude auf und ab. Er hatte eine Tafel mit den Worten »Du sollst nicht töten« zwischen den Säulen aufgestellt. Auf einem Transparent, das er hochhielt, forderte er: »Zurück zu Gottes Wort!«

Nach Vernehmung der Angeklagten und der Zeugen fragte der Vorsitzende der Strafkammer den medizinischen Sachverständigen, ob die modernen Medikamente todkranke Patienten auch von ihren seelischen Leiden befreiten. Der Sachverständige zögerte. Dann gab er zu: »Das wissen wir nicht.«

Der Staatsanwalt forderte einen Monat Gefängnis für die Angeklagte – nicht um sie zu bestrafen, wie er ausdrücklich erklärte, sondern um dem Euthanasieverbot des holländischen Strafrechts Geltung zu verschaffen. Der Verteidiger beantragte Freispruch mit der Begründung: »Menschliche Barmherzigkeit kann kein Verschulden sein. Das Recht zu leben schließt auch das Recht zu sterben ein.«

Die Angeklagte erklärte dem Gericht in ihrem Schlußwort: »Ich habe ein gutes Gewissen. Was ich meiner Mutter getan habe, war das Beste, was ich ihr geben konnte.«

Als der Vorsitzende die Verhandlung schloß, war der Platz vor dem Gerichtsgebäude leer. Der Demonstrant war verschwunden.

Das Gericht verurteilte die Ärztin zu einer symbolischen Haftstrafe von einer Woche, die sie nicht zu verbüßen brauchte. Von einer Berufsbeschränkung, die ihr hätte auferlegt werden können, sahen die Richter wie die holländische Ärztekammer unter Zustimmung der holländischen Öffentlichkeit ausdrücklich ab.

Die Engländer waren die ersten

Derart verständnisvolle Urteile sind in Holland, Skandinavien und in den angelsächsischen Ländern eher zu erwarten als in Deutschland. Die bundesdeutsche Justiz hält vielmehr strikt an der Bestrafung einer »Tötung auf Verlangen« gemäß § 216 StGB fest, die eine Mindeststrafe von sechs Monaten Haft festsetzt.

Die Forderung nach Straffreiheit nicht nur für passive, sondern auch für aktive Sterbehilfe wurde denn auch zuerst nicht in Deutschland erhoben, das in dieser Problematik nie eine führende Rolle gespielt hat, sondern in England. Dort erschienen bereits vor über hundert Jahren mehrere Bücher und Artikel, die diesen Standpunkt vertraten.

In England wurde dann auch 1935 die erste Euthanasie-Gesellschaft gegründet. Sie nannte sich *Voluntary Euthanasia Legislation Society* und wurde von zahlreichen prominenten britischen Bürgern, darunter den Schriftstellern George Bernard Shaw, H. G. Wells und Aldous Huxley unterstützt.

Bereits 1936 wurde auf ihre Veranlassung im englischen Oberhaus ein Gesetzesvorschlag eingebracht, der die Strafbarkeit sterbehelferischer Maßnahmen aufheben sollte. In der Debatte darüber widersprach der Erzbischof von Canterbury dem Antrag unter anderem mit den Worten: »If the door is once unlocked, it will soon be opened wide« — »Wenn man die Tür einen Spalt breit öffnet, wird es bald kein Halten mehr geben.«

Nicht zuletzt auf Grund des Widerspruches von seiten

dieses einflußreichen kirchlichen Würdenträgers wurde der Antrag abgelehnt, obwohl einige andere Kirchenfürsten ihn unterstützten. Die parlamentarische Debatte über das Thema blieb jedoch nicht ohne Wirkung. Bei einer Umfrage im Jahre 1939 befürworteten bereits 68 Prozent der befragten britischen Bürger die Straffreiheit für aktive Sterbehilfe.

In den USA wurde die erste Euthanasie-Gesellschaft, dem britischen Beispiel folgend, 1939 gegründet, übrigens durch einen Geistlichen, den Reverend Ch. Potter. Im Gegensatz zu Großbritannien stieß das Thema in den Vereinigten Staaten damals jedoch auf verhältnismäßig geringes Interesse. Bei mehreren Umfragen vor und während des Zweiten Weltkrieges sprachen sich stets weniger als die Hälfte der Befragten für eine Legalisierung der aktiven Sterbehilfe aus.

Die unter dem Stichwort »Gnadentod« im Dritten Reich veranstaltete Massenmordaktion an Geistesschwachen und Geisteskranken hatte weltweit einen schweren Rückschlag für die Sterbehilfsbewegung zur Folge. In den USA verurteilte die *World Medical Association* 1950 Euthanasie als Verstoß gegen die Menschenrechte. In Großbritannien beschloß 1953 eine zur Überprüfung der Todesstrafe eingesetzte *Royal Commission,* wenn auch zögernd, Euthanasiemaßnahmen weiterhin als Tötungsdelikte einzuordnen.

Erst Anfang der sechziger Jahre ließen die Nachwirkungen der Nazi-Untaten auf diesem Gebiet allmählich nach. Allerdings scheiterten in Großbritannien erneut nicht weniger als drei Versuche (1969, 1970 und 1976), aktive Sterbehilfe durch das Parlament legalisieren zu lassen. Dafür wurde 1961 wenigstens die bis dahin hier immer noch bestehende Strafbarkeit des Freitodes aufgehoben — Beihilfe, Beratung und Unterstützung beim Selbstmord werden in England allerdings unlogischerweise nach wie vor bestraft.

1978 änderte die britische Euthanasie-Gesellschaft ihren Namen in *EXIT* und nannte sich nunmehr *Society for the right to die with dignity* (Gesellschaft für das Recht, mit Würde zu sterben). Nach Verurteilung ihres Generalsekretärs zu zwei Jahren Gefängnis wegen aktiver Beihilfe zum Selbstmord wurde das Wort *EXIT* jedoch wieder aus ihrem Namen gestrichen. Seither nennt sie sich *Voluntary Euthanasia Society.*

Erfolgreicher für die Anhänger der Sterbehilfe verlief die Entwicklung nach dem Krieg in den USA, wo die Euthanasie-Gesellschaft ebenfalls das durch den Nürnberger Ärzteprozeß belastete Wort Euthanasie aus dem Titel nahm und sich in *Society for the right to die with dignity* umbenannte. Hier sprachen sich 1965 bei einer Meinungsumfrage zwei Drittel aller Befragten für die Zulassung freiwilliger aktiver Sterbehilfe aus. Über drei Viertel der Befragten billigten zwei Jahre später die passive Sterbehilfe.

Als erster US-amerikanischer Staat folgte Kalifornien dem neuen Trend. In dem von den Euthanasie-Gesellschaften inzwischen als »historischer Durchbruch« bezeichneten *Natural Death Act* gestand dieser Staat 1977 seinen Bürgern offiziell das »Recht auf einen würdigen Tod« zu. Dieses Gesetz erlaubt kranken Bürgern unter bestimmten Voraussetzungen, vom Arzt die Einstellung lebenserhaltender Maßnahmen zu fordern, und verpflichtet den Arzt, sich daran zu halten.

Inzwischen sind in weiteren 22 Staaten der USA ähnliche Gesetze erlassen worden. Und in weiteren 20 Staaten liegen solche Gesetze den Parlamenten vor oder befinden sich in Ausarbeitung. Eine von Präsident Carter eingesetzte Untersuchungskommission stellte darüber hinaus in ihrem 1983 vorgelegten Bericht fest, jeder geistig zurechnungsfähige Mensch habe das Recht, lebenserhaltende oder lebensverlängernde medizinische Maßnahmen für sich abzulehnen, wenn keine Aussicht auf Heilung oder Besserung seines Zustandes bestehe.

Damit ist das Recht des einzelnen auf einen »würdigen Tod«, wie die Euthanasiegesellschaften das heute nennen, von wenigen Ausnahmen abgesehen, in den Vereinigten Staaten grundsätzlich anerkannt.

Australien hat sich dieser Regelung weitgehend angeschlossen. Dort nahmen die Initiatoren des inzwischen verabschiedeten Gesetzes das Ergebnis einer Meinungsumfrage im Jahre 1973 zum Anlaß für die Gründung einer Euthanasiegesellschaft. Bei dieser Umfrage hatten sich 69 Prozent der Befragten für die Zulassung freiwilliger aktiver Sterbehilfe ausgesprochen. Ähnlich wie in den USA wird heute auch in Australien die Patientenverfügung, die im Falle einer unheilbaren Krankheit oder Verletzung künstlich lebensverlängernder Maßnahmen untersagt, als rechtswirksame und bindende Willenserklärung des Bürgers anerkannt.

Die »Affäre Haemmerli«

In der Schweiz führte die »Affäre Haemmerli« Mitte der siebziger Jahre zu einer heftigen öffentlichen Auseinandersetzung über das Thema, die am Ende ganz Europa bewegte. Der Chefarzt der medizinischen Klinik am Züricher Tremli-Hospital, Professor Dr. Urs Haemmerli, wurde am 17. Januar 1975 wegen angeblich vorsätzlicher Tötung eines Patienten angezeigt und vorübergehend inhaftiert.

Der Beschuldigte gab zu, gelegentlich nicht nur bei Sterbenden, sondern auch bei unheilbar kranken, bewußtlosen und gelähmten Patienten die künstliche Ernährung eingestellt und sie nur noch mit Wasser versorgt zu haben. Dies hatte dazu geführt, daß bei diesen Patienten der Tod früher eingetreten war, als er bei Fortsetzung der künstlichen Ernährung eingetreten wäre.

Die Staatsanwaltschaft gründete ihre Anklage auf eine Definition der aktiven Sterbehilfe durch den Züricher Stadtarzt Dr. Wunderli. Dieser hatte in einem Gutachten die Absetzung eines todkranken Patienten von der künstlichen Ernährung als aktive Sterbehilfe bezeichnet und erklärt, »daß jeder, auch der hoffnungsloseste Patient Anspruch auf maximale Pflege inklusive genügender Nahrungs- und Wasserzufuhr hat. Alles andere wäre der aktiven Euthanasie ... gleichzusetzen.«

Das Vorgehen der Behörden löste in der Schweizer Öffentlichkeit einen Sturm der Entrüstung aus. Die Staatsanwaltschaft sah sich daher genötigt, ihre Anklage wieder fallen zu lassen. Sie begründete dies damit, daß über die Auswirkungen des Nahrungsentzuges keine gesicherten Unterlagen vorlägen, so daß dem Professor eine Verursachung oder auch nur eine Beschleunigung des Todes des Patienten nicht zur Last gelegt werden könne.

Wie tief die Entrüstung sowohl in der Öffentlichkeit als auch in medizinischen Kreisen damals war, zeigen einige in der Schweizer Presse damals veröffentlichte Zuschriften:

»Haemmerli ist ein Sündenbock, jeder Arzt könnte unter den gleichen Umständen angeklagt werden.«

»Was in Zürich geschieht, geschieht in allen Krankenhäusern der Schweiz.«

»Wenn Haemmerli schuldig ist, sind wir alle schuldig.«

»Sie sind wegen sanfter Ausübung der Medizin angeklagt.«

Die Vereinigung praktischer Ärzte in der Schweiz solidarisierte sich mit ihrem Kollegen durch eine Erklärung: »Wenn wir uns nicht entschließen, einen solchen Patienten in ein Krankenhaus einzuweisen, so tun wir das gleiche, denn wir lassen ihn zu Hause sterben.«

Die »Affäre Haemmerli« hat dazu geführt, daß die Schweizerische Akademie der medizinischen Wissenschaften wenig später offiziell Richtlinien über die Anwendung der Sterbehilfe herausgab, die von Staatsanwälten wie von Richtern im Lande heute als Maßstab für die Beurteilung ärztlichen Verhaltens anerkannt werden. Darin wird festgelegt, daß entscheidend für die Behandlung letztlich allein und ausschließlich der Wille des Patienten ist. Professor Haemmerli selbst wurde vom Straßburger Europarat bei der Ausarbeitung seiner Empfehlungen über die Rechte von Kranken und Sterbenden als Experte zugezogen.

In den Niederlanden hatte der Prozeß gegen die Ärztin Dr. Gertruide Postma van Bowen die Gründung der ersten holländischen Euthanasiegesellschaft zur Folge. Heute gibt es dort drei solcher Organisationen, die für aktive Sterbehilfe Straffreiheit fordern. Auch in Schweden hatte 1973 ein Einzelfall zur Gründung einer solchen Gesellschaft geführt. Inzwischen gibt es außer in den katholischen Ländern Italien, Österreich und Portugal sowie in Norwegen solche Gesellschaften in fast allen westeuropäischen Staaten.

Sie fordern in öffentlichen Erklärungen, Gutachten und Gesetzesvorschlägen eine Legalisierung der aktiven oder wenigstens der passiven Sterbehilfe in ihrem Land. Fast alle veröffentlichen Anleitungen zum Freitod und bieten darüber hinaus Hilfe bei Prozessen an, die ihnen im Hinblick auf ihre Forderungen prinzipiell wichtig erscheinen. Die meisten gehören inzwischen einer 1980 in Oxford gegründeten Dachorganisation an, die im allgemeinen alle zwei Jahre zusammentritt. Bei diesen Konferenzen wird versucht, die vielfach divergierenden Ansichten der einzelnen Organisationen aufeinander abzustimmen und sich gegenseitig zu unterstützen.

Die Zahl der Mitglieder dieser Organisationen ist allerdings sehr gering. Sie geht kaum irgendwo über 0,1 Prozent der Bevölkerung hinaus. Selbst in den USA, wo die Diskussion besonders lebhaft ist und wo auch die bisher wichtigsten Erfolge auf dem Gebiet der Gesetzgebung zu verzeichnen sind, dürfte die Mitgliederzahl der verschiedenen Organisationen kaum über diesen Prozentsatz hinausgehen. Höher liegende Ziffern, die gelegentlich genannt werden, dürften in Wahrheit sämtliche auf den Anschriftenlisten der verschiedenen Vereine verzeichneten Personen enthalten. Diese werden zwar angeschrieben, schicken häufig auch Spenden, können aber nicht als wirkliche Mitglieder der Organisationen betrachtet werden.

Einen »Durchbruch« in Form einer offiziellen Legalisierung der aktiven oder auch nur der passiven Sterbehilfe hat bisher weder die Affäre Haemmerli noch der Prozeß gegen Dr. Gertruide Postma van Bowen noch einer der anderen spektakulären Fälle irgendwo in Europa bewirkt. Am weitesten vorgeprellt in dieser Richtung ist Holland. Hier liegt inzwischen dem Parlament ein Gesetzesentwurf vor, der nicht nur passive, sondern auch aktive Sterbehilfe grundsätzlich für straffrei erklärt, wenn sie aus nachweislich humanen Gründen erfolgt.

Der Entwurf ist jedoch umstritten. Und bisher haben sich die im Parlament vertretenen Parteien nicht auf eine für alle akzeptable Regelung einigen können. In dieser Lage bleibt abzuwarten, ob es in Holland, das auf sozial-humanem Gebiet ja wiederholt die Rolle eines Vorreiters gespielt hat, in den nächsten Jahren als erstem europäischen Staat zu einer offiziellen Zulassung nicht nur passiver, sondern auch aktiver Sterbehilfe kommt, wie der dem Parlament vorliegende Gesetzesentwurf es vorsieht.

VI. Die Rechtslage

Am 18. Dezember, knapp eine Woche vor Weihnachten, setzt im Kreiskrankenhaus Rheinfelden in Südbaden bei einem 66jährigen Mann plötzlich die Herztätigkeit aus. Der Patient leidet an Krebs, hat aber wenige Tage vorher eine komplizierte Operation gut überstanden. Die Ärzte waren daher überzeugt, ihn noch einige Zeit am Leben halten zu können. Wenige Minuten nach dem Anfall ist er jedoch tot.

Einen Tag später versagt, ebenso plötzlich, das Herz bei einem 72jährigen, der an Durchblutungsstörungen leidet. Kaum eine Stunde vorher hatte er sich noch mit seinen Angehörigen unterhalten, die ihn am Krankenbett besucht hatten. Auch er stirbt, ehe die Ärzte etwas tun können.

Abermals einen Tag später bleibt bei einer 76jährigen Frau wenige Stunden nach einer erfolgreich verlaufenen Hüftoperation schlagartig und völlig unerwartet das Herz stehen. Auch sie ist wenige Minuten später tot.

Insgesamt fünf unerwartete Todesfälle registriert das erst vor einem Vierteljahr feierlich eröffnete Krankenhaus innerhalb weniger Tage. Und bei allen stellen die Ärzte trotz völlig unterschiedlicher Krankheitsbilder die gleiche Todesursache fest: Herzversagen. Wiederbelebungsversuche bleiben bei allen erfolglos.

Eingeleitete Untersuchungen ergeben, daß den Verstorbenen offenbar zu hohe Dosen des bei Überdosierung tödlich wirkenden Herzmittels Digitalis injiziert worden waren. Darauf verhaftet die Polizei den 25jährigen Krankenpfleger Reinhard Böse, der als einziger vom Krankenhauspersonal bei allen fünf Todesfällen Dienst gehabt hatte.

Bei Nachforschungen stellt sich heraus, daß sich am 20. Dezember in der Stationsapotheke nur noch vier Ampullen des Digitalis-Präparats »Lanitop« und nur noch eine Ampulle des Strophantin-Präparats »Kombetin« befanden, obwohl Böse erst am 16. Dezember 50 Ampullen Lanitop und 20 Ampullen Kombetin bestellt und erhalten hatte und obwohl dieser Vorrat nach Angaben des Krankenhauschefarztes Dr. Rolf Boos bis weit über die Weihnachtsfeiertage hinaus hätte ausreichen müssen. Trotzdem hatte der Pfleger am 20. Dezember noch einmal weitere 20 Ampullen Lanitop bestellt.

Bei der Polizei wird der Verhaftete nach über 40 Stunden ohne Schlaf sieben Stunden lang verhört. Dabei nennen ihn die vernehmenden Polizisten einen »eiskalten Mörder«, drohen ihm mit »weniger nachsichtigen Verhörpraktiken älterer Beamter« wie mit der »Gefahr eines Selbstmordes bei weiterem Leugnen« und veranlassen ihn auf diese Weise schließlich zu einem Teilgeständnis.

Darin gibt Böse zu, bei vier Patienten mehr Digitalis gespritzt zu haben, als ärztlich verordnet war, um den offenbar Leidenden zu helfen, weil sich eine derartige Überdosierung in solchen Fällen nach seiner Erfahrung als hilfreich erwiesen habe. Später widerruft er diese Angaben jedoch, weil sie von ihm unter Druck und Zwang erpreßt worden seien.

Im Mai 1985, fünfeinhalb Jahre nach seiner Verhaftung, wird Reinhard Böse vom Freiburger Schwurgericht wegen Körperverletzung mit Todesfolge zu sieben Jahren Freiheitsstrafe verurteilt. Viereinhalb Jahre hatte er in Untersuchungshaft gesessen, weil die Staatsanwaltschaft ihn zunächst wegen Mordes, später dann wegen Totschlags angeklagt hatte.

Nach dem Urteil verläßt Böse das Gericht als freier Mann, weil er bereits über die Hälfte der über ihn verhängten Freiheitsstrafe in Untersuchungshaft verbracht hat. Was in jenen Tagen unmittelbar vor Weihnachten im Kreiskrankenhaus Rheinfelden wirklich passiert ist — Staatsanwaltschaft wie Gericht lasten dem Verurteilten inzwischen Körperverletzung mit Todesfolge an insgesamt sieben Patienten des Hospitals an —, bleibt jedoch ungeklärt.

Zwar belegt eine lückenlose Indizienkette, daß die Patienten an überhöhten Digitalis-Injektionen starben und daß der Krankenpfleger ihnen diese Injektionen verabreicht hat. Aber warum er dies getan hat, ließ sich nicht feststellen.

Für Mord oder Totschlag fehlt es an Motiven. Patienten, Kollegen, Gutachter schildern Böse übereinstimmend als besonders sorgfältigen und warmherzigen Menschen, der Krankenpfleger geworden war, weil er Menschen helfen wollte. Sterbehilfe als Motiv wurde von den Sachverständigen wie von der Staatsanwaltschaft abgelehnt, weil die Mehrzahl der Patienten gute Chancen besessen habe, noch einige Zeit weiter zu leben. Und da Böse die Tat selbst, nämlich die Injektion überhöhter Dosen bei den Verstorbenen, bis zuletzt bestritt, war von ihm naturgemäß auch keine Erklärung über ein etwaiges Motiv einer solchen Tat zu erhalten.

Bei der Urteilsverkündung kam es unter den Zuhörern zu Tumulten. Scharfe Vorwürfe gegen die Polizei — »Vernehmungsmethoden wie in Rußland« — wie gegen die Ärzte — »die gehören auf die Anklagebank« — wurden laut. Außerdem gab es Stimmen, die der Krankenhausverwaltung wie den Ärzten vorwarfen, todkranke Patienten ohne Rücksicht auf ihre Leiden und gegen ihren Willen aus rein finanziellen Gründen künstlich am Leben gehalten zu haben, um Krankenhausbetten zu füllen, wovon Böse sie auf ihren Wunsch hin erlöst habe. Doch der Krankenpfleger schwieg.

Trotz dreier Urteile — Böse wurde zunächst in erster Instanz freigesprochen, das Bundesgericht hob dieses Urteil jedoch auf und ordnete eine Wiederaufnahme des Verfahrens an, die dann mit der Verurteilung des Angeklagten endete — blieben Tathergang wie Tatmotiv somit ungeklärt. Ob der Krankenpfleger den Patienten helfen wollte und sich in der Dosis der Medikamente vergriff, wie das Gericht annahm, oder ob er sie von ihren Leiden erlösen und ihnen zum Sterben verhelfen wollte, was kaum erörtert wurde, bleibt letztlich offen.

Ein Sterbehelfer als Mörder?

Der sehr ungewöhnliche und sicherlich einmalige Fall macht, wie ich meine, deutlich, wie nah bei Schwerkranken Helfen und Töten oft beieinander liegen und warum Regierungen und Parlamente in den meisten Ländern der Welt zögern, aktive Sterbehilfe für gesetzlich straffrei zu erklären. Nicht nur ärztlicher und nichtärztlicher Willkür, sondern auch fahrlässigem Handeln im Umgang mit Medikamenten würden dadurch Türen und Tore geöffnet, die nach wohl berechtigter Ansicht der Obrigkeit möglichst fest verschlossen bleiben sollten.

Allerdings läßt die juristische Regelung der Angelegenheit, zumindest in der Bundesrepublik, nach meiner Ansicht viel zu wünschen übrig.

Wer einen Menschen tötet, macht sich in der Bundesrebublik auch dann strafbar, wenn der Getötete ihn darum gebeten hat. § 216 Strafgesetzbuch legt das fest, und diese Regelung kann als eindeutig bezeichnet werden.

Theoretisch macht sich jedoch auch strafbar, wer einen anderen zwar nicht aktiv tötet, sondern wer es nur nicht verhindert, daß dieser stirbt, obwohl er dazu in der Lage wäre. § 13 Strafgesetzbuch stellt das passive Unterlassen (einer Hilfe) dem aktiven Handeln gleich. Ein Arzt oder ein Angehöriger, der den Stecker der Beatmungsmaschine aus der Wand zieht, die einen Todkranken am Leben hält, müßte sich daher nach dem Gesetzestext dafür genauso vor Gericht verantworten wie einer, der dem Kranken eine Überdosis Morphium spritzt. In der Praxis wird die sogenannte passive Sterbehilfe an unheilbar Kranken oder tödlich Verletzten unter bestimmten Umständen bei uns jedoch nicht mehr bestraft.

Eine gesetzliche Garantie für solche Straflosigkeit gibt es allerdings nicht und soll es nach wiederholten Äußerungen verschiedener Bundesregierungen auch nicht geben. Das hat der Bonner Bundesjustizminister erst Anfang 1986 wieder ausdrücklich bekräftigt. Daß passive Sterbehelfer bei uns straffrei bleiben, beruht ausschließlich auf dem Verhalten der Richter.

Eine konstante Rechtsprechung bundesdeutscher Gerichte einschließlich des häufig recht konservativen Bundesgerichts in Karlsruhe macht die nur schwer begreifliche Zurückhaltung des Gesetzgebers auf diesem Gebiet erträglich, da Fälle passiver Sterbehilfe, die in der Bundesrepublik täglich vorkommen, trotz entgegenstehender gesetzlicher Bestimmungen in der Praxis kaum noch verfolgt werden.

Die Gerichte stützen sich dabei auf das Selbstbestimmungsrecht des Patienten und auf einen ihm in solchen Fällen allerdings zuweilen nur unterstellten Sterbewunsch. Die Berechtigung eines solchen Wunsches leiten sie aus dem anerkannten Recht eines Kranken her, Operationen wie andere ärztliche Behandlungen auch dann abzulehnen, wenn sie medizinisch erforderlich sind. Dazu der Bundesgerichtshof schon im Jahre 1957: »Selbst ein lebensgefährlich Kranker kann triftige und sowohl menschlich als auch sittlich achtenswerte Gründe haben, eine Operation abzulehnen, selbst wenn er durch sie und nur durch sie von seinem Leiden befreit werden könnte« (BGHSt. 11, 111).

Seltsamerweise gilt dieser Grundsatz nicht, wenn der Patient ein aktives Handeln des Arztes — oder eines anderen — verlangt. Er darf zwar eine Behandlung ablehnen, auch wenn die Ablehnung seinen Tod zur Folge hat, aber er darf nicht eine Handlung von einem anderen fordern, die ihm zum Sterben verhilft. Wer eine solche Bitte erfüllt, macht sich gemäß § 216 StGB strafbar.

Die Unlogik dieser unterschiedlichen Wertung wird noch deutlicher beim Freitod. Nach bundesdeutschem Recht wird der sogenannte Selbstmörder nicht bestraft —

wer sich das Leben genommen hat, den kann man ja auch nicht mehr bestrafen –, aber Selbstmord wird als Unglücksfall betrachtet. Daher macht sich gemäß § 323c wegen unterlassener Hilfeleistung strafbar, wer einen Selbstmord nicht verhindert, wenn er dazu in der Lage ist.

Beihilfe zum Selbstmord dagegen wird wegen der Straffreiheit des Selbstmordes nicht bestraft. Das bedeutet: Ich darf meinem Freunde, der sich umbringen will, zwar das Gift dafür besorgen, aber wenn er dieses Gift in meiner Gegenwart schluckt, und ich hindere ihn nicht daran, oder ich unterlasse es, einen Arzt zu holen, damit dieser ihm den Magen auspumpt, mache ich mich damit strafbar.

Bei Hilfe zum Freitod ist die Rechtslage in der Bundesrepublik somit widersprüchlich. Bei passiver Sterbehilfe ist sie unklar – die hier heute praktizierte Straflosigkeit stützt sich nur auf die Rechtsprechung und widerspricht in Wahrheit dem Gesetz. Dagegen ist die als Tötung auf Verlangen bezeichnete aktive Sterbehilfe nach deutschem Recht eindeutig strafbar.

Zwar wurde die Mindeststrafe für eine solche Tat 1953 von zwei Jahren auf sechs Monate herabgesetzt. Aber eine Aufhebung der Strafbarkeit wird, auch wenn angesehene bundesdeutsche Juristen wie der Präsident des Bundesverfassungsgerichts Professor Wolfgang Zeidler dafür plädieren, nicht in Erwägung gezogen. Als Zeidler die Strafbestimmung des § 216 StGB als »Insel der Inhumanität« im deutschen Strafrecht bezeichnet, wird er deswegen von zahlreichen Politikern wie von führenden Vertretern der christlichen Kirchen heftig angegriffen und kritisiert.

Die Bundesregierung ließ denn auch auf eine parlamentarische Anfrage hin am 4. Juni 1981 erklären, »daß das Verbot der sogenannten aktiven Sterbehilfe für die Bundesregierung außer Diskussion steht«, und versicherte, daß deshalb »an eine Gesetzesänderung nicht gedacht« werde. Dies wurde im Januar 1983 auf eine Anfrage der *Deut-*

schen Gesellschaft für Humanes Sterben vom Bonner Bundeskanzleramt ausdrücklich noch einmal bestätigt.

Ein Urteil, wie die holländischen Richter es im Prozeß gegen die Ärztin Gertruide Postma van Bowen fällten, wäre also nach bundesdeutschem Recht kaum denkbar. Auch der Verzicht auf Anklageerhebung, den die §§ 113 ff. der deutschen Strafprozeßordnung bei geringer Schuld und mangelndem öffentlichen Interesse zulassen, ist bei der bestehenden Rechtslage nicht denkbar, weil in der Bundesrepublik das öffentliche Interesse grundsätzlich bei jedem Tötungsdelikt bejaht wird, um die Hemmschwelle gegen Tötungshandlungen im Bewußtsein der Öffentlichkeit hochzuhalten.

Unsere Nachbarn sind toleranter

Im Ausland bestehen vielfach liberalere Regelungen. Zwar bleibt aktive Sterbehilfe bisher in keinem Staat völlig straflos. Aber in Holland etwa beträgt die Mindeststrafe dafür heute nur noch einen Tag. In der Schweiz sind es drei Tage, in Griechenland zehn, in Dänemark sechzig. In der Schweiz wie in Norwegen kann die Haftstrafe durch eine Geldbuße ersetzt werden.

In England, Frankreich, Schweden, Kolumbien, Uruguay und einigen anderen Staaten kann das Gericht auf einen Prozeß oder auf eine Bestrafung verzichten, wenn die Tat aus humanen, nicht kriminellen Motiven begangen wurde. In anderen Ländern gibt es keine Mindeststrafe, sondern das Strafmaß liegt völlig im Ermessen des Gerichts.

In der Sowjetunion beträgt die Mindeststrafe seit 1960 drei Monate — vorher war aktive Sterbehilfe dort straffrei. In der DDR wie in Japan ist das Strafmaß das gleiche wie in der Bundesrepublik, doch liegt in Japan im Gegensatz zur Bundesrepublik eine Strafmilderung im Ermessen der Richter.

Vorschläge für eine Strafmilderung sind in Deutschland wiederholt eingebracht worden. Sie sind bisher jedoch erfolglos geblieben. Und auch in den kommenden Jahren dürfte für eine Strafmilderung auf diesem Gebiet angesichts des Widerstandes der Obrigkeit kaum Aussicht auf Erfolg bestehen.

VII. Das sanfte Sterben

1. Im Krankenhaus abgestellt

Elfriede Gerner* liegt im Krankenhaus. Auf der »Inneren«, nicht auf der Intensivstation. Sie ist kein »dringender« Fall. Ihr Hausarzt hat sie mit einer schweren Lungen- und Rippenfellentzündung eingewiesen, nachdem sie auf Antibiotika nicht »ansprach«. Die Ärzte im Krakenhaus haben sie dann auch zunächst wieder »hingekriegt«, wie der Chefarzt es ausdrückt. Allerdings würde die alte Dame »richtig gesund« vermutlich kaum wieder werden, teilt er ihren beiden Kindern schonend, aber offen mit.

»Ihre Mutter ist 71, und sie war in den letzten Jahren, wie Sie wissen, wiederholt ziemlich krank. Ihr Leben nähert sich, soweit ich das als Arzt beurteilen kann, einfach seinem Ende.«

Es gehe dabei vermutlich nicht um Tage, erwidert er dem Sohn auf dessen Frage, aber sicherlich auch nicht um Jahre. Man könne oder müsse eher mit Wochen, vielleicht mit ein paar Monaten rechnen. Offenbar wehre sich die Patientin auch nicht sehr gegen den nahenden Tod, fügt er hinzu. Das sei zwar medizinisch nicht entscheidend, aber auch nicht bedeutungslos.

»Menschen, die unter keinen Umständen sterben wollen, können den Tod zwar nicht auf die Dauer verhindern, aber sie können die ärztlichen Bemühungen, sie am Leben zu erhalten, erheblich unterstützen und ihr Leben damit oft nicht unerheblich verlängern. Wer sich dagegen nicht gegen

---

* Name wurde geändert

den Tod wehrt, der erleichtert ihm damit praktisch den Zutritt.«

Natürlich sei das Krankenhaus trotzdem bereit, die Kranke im Haus zu behalten, um ihren Gesundheitszustand im Rahmen des Möglichen durch gute Pflege und ärztliche Betreuung zu verbessern, wenn die Angehörigen Wert darauf legten, erklärt der Arzt den beiden Kindern von Frau Gerner. Notwendig sei ihr Verbleib hier aus medizinischer Sicht allerdings nicht. Was man habe tun können, habe man getan. Wenn die Kinder ihre Mutter zu sich nehmen wollten, stehe dem aus ärztlicher Sicht nichts entgegen.

Die beiden Kinder verständigen sich durch einen raschen Blickwechsel. Dann nimmt der Sohn, etwas verlegen, aber doch mit spürbarer Erleichterung, in beider Namen das Angebot des Arztes an, die Mutter im Hospital zu behalten. Seine Schwester hat zwei kleine Kinder, die erheblichen Lärm und Unruhe verbreiten, erklärt er dem Arzt; auch sei es sicherlich nicht wünschenswert, wenn die Kinder einen etwaigen Tod der Großmutter miterlebten. Und er selber ist in seiner Wohnung so beengt, daß die Aufnahme der Mutter dort erhebliche Probleme aufwerfen würde.

»Natürlich haben wir ein Fremdenzimmer, und solange meine Mutter gesund war, hat sie oft viele Wochen bei uns gewohnt«, fügt er erklärend hinzu, »aber in der gegenwärtigen Situation ist das doch etwas anderes ... ich habe beruflich gewisse Verpflichtungen ... außerdem ist es auch für meine Mutter sicherlich besser, wenn sie im Krankenhaus bleibt.«

Der Arzt widerspricht nicht. Er hat die Antwort erwartet. Viele Angehörige moribunder Patienten entscheiden so. Die Vorstellung, einen Sterbenden im Haus zu haben, erschreckt die meisten, auch die eigenen Kinder. Sterben gehört bei vielen Menschen heute nun einmal nicht zum Leben. Man spricht darüber nicht, denkt auch nach Möglichkeit nicht daran. Und das Argument, im Krankenhaus unter ärztlicher Fürsorge sei ein Patient besser aufgehoben, schützt gegen Vorwürfe kindlicher Undankbarkeit.

Für das Krankenhaus wirft die Entscheidung der Kinder keine Probleme auf. Man hat derzeit genügend Betten frei. Und man ist auf Grund der Erfahrung daran gewöhnt und darauf eingerichtet, Patienten im Haus sterben zu lassen. Zwei ältere Krankenschwestern, die sich um diese Personen kümmern, sind sogar in einem Seminar für Sterbebetreuung speziell dafür ausgebildet worden. Elfriede Gerner hat Glück. Sie liegt in einem ganz modernen Haus.

Die Patientin lebt nach diesem Gespräch noch fast sechs Wochen. In den letzten vierzehn Tagen hält man sie unter Beruhigungsmitteln, wie eine der beiden sie betreuenden Schwestern den Kindern mitteilt, nicht etwa weil sie Schmerzen hat, aber weil sie ständig nach ihrem Sohn verlangte.

»Wir haben Sie anfangs ja auch zweimal gerufen«, sagt sie, »aber nachdem Sie uns wissen ließen, daß Sie in Ihrer Firma nur sehr schwer abkömmlich sind, mußten wir etwas tun, um Ihre Mutter zu beruhigen, sie regte sich so sehr auf, wenn Sie nicht kamen.«

So etwas gebe es oft bei Menschen, die im Sterben liegen, vor allem bei älteren, aber auch bei jüngeren Patienten, erklärt sie dem Sohn. Bei den jüngeren, vor allem bei Kindern, falle das nur nicht so auf, weil da häufig die Eltern anwesend wären, so daß die Kinder nicht ruhiggestellt zu werden brauchten. Bei Älteren dagegen könnten es die Angehörigen oft nicht einrichten, jeden Tag ein paar Stunden zu kommen, wie in diesem Fall auch, da müsse man dann zu Tabletten oder zu Spritzen greifen, um den Sterbenden die »Unruhe« zu nehmen, wie sie es ausdrückt.

»Wenn's ans Sterben geht, möchten die meisten Menschen offenbar in ihrer gewohnten Umgebung und vor allem unter Menschen sein, die sie kennen«, fügt die zweite Schwester, die die Verstorbene gepflegt hat, hinzu, »das hat man uns schon in dem Kursus gesagt. Aber das läßt sich heute in vielen Fällen eben einfach nicht machen.«

Früher lebten die meisten Menschen mit dem Tod, und zwar nicht nur mit dem eigenen Tod, sondern auch mit dem anderer, dem Tod der Eltern, der Geschwister, der Angehörigen. Denn man starb zu Hause, wenn man nicht im Krieg getötet wurde oder auf andere unnatürliche Weise ums Leben kam. Heute dagegen stirbt über die Hälfte der Bundesbürger im Krankenhaus.

»Aus der Obhut der Familienangehörigen werden 53 Prozent aller Sterbenden zur intensiven Behandlung ins Krankenhaus verlegt«, stellt der Berliner Arzt, Pfarrer und Psychologe Dr. Klaus Thomas in seinem Buch »Warum Angst vor dem Sterben?« fest.

Die Tatsache selbst ist unumstritten. Umstritten ist nur, ob diese Maßnahme im Sinne der davon Betroffenen sinnvoll und wünschenswert ist.

Daß es vernünftig ist, Schwerkranke ins Krankenhaus zu bringen, um mit Hilfe der modernen Medizin ihr gefährdetes Leben zu erhalten und nach Möglichkeit zu verlängern, bedarf keiner Begründung. Die medizinische Forschung verlöre ihren Sinn, und die dafür ausgegebenen Mittel wären hinausgeworfenes Geld, wenn wir nicht dafür sorgten, daß die gewonnenen Erkenntnisse möglichst vielen von denen zugute kommen, die davon profitieren können. Und die besten Möglichkeiten dafür existieren nun einmal in den meisten Fällen im Krankenhaus.

Aber hier geht es nicht um Menschen, deren Leben erhalten oder verlängert werden kann oder soll, sondern hier geht es um Menschen, die ins Krankenhaus gebracht werden, um dort zu sterben. Und ob das sinnvoll ist, erscheint mir in der Tat höchst zweifelhaft.

Solange die Menschen mit ihrem Tod oder, genauer gesagt, mit dem Gedanken an ihren Tod lebten und ihn damit in ihr Leben einbezogen, bereiteten sie sich, bewußt oder unbewußt, auf ihn vor. Sie setzten sich mit ihm auseinander. Sie wußten nicht nur, daß er unausweichlich war — das wissen heute auch die vielen, die es am liebsten nicht wissen möchten —, sondern sie beschäftigten sich damit und erwarteten ihn. Heute dagegen versuchen viele Menschen, jedenfalls in der Bundesrepublik, nicht an den Tod zu denken, ihn aus ihren Gedanken zu verdrängen. Daher können sie sich gar nicht auf ihn vorbereiten, selbst wenn sie es wollten.

Auch über die Gründe dieses weit verbreiteten Bemühens um die Verdrängung des Todes aus unserem Leben wird bei uns nicht gern gesprochen. Denn auch sie fallen ja in das Gebiet, an das man nicht denken mag. Sie liegen, wie ich meine, in erster Linie in unserer festen Einbindung in die Produktions- und Konsumgesellschaft, in der wir heute leben.

Produzieren, also etwas schaffen, etwas leisten, etwas erreichen, ist für den Bürger der modernen Industriewelt gleichsam der Ausweis, der Berechtigungsschein für seine Zugehörigkeit zu unserer Gesellschaft. Wer nichts leistet, gehört »von Rechts wegen« nicht dazu — diese Feststellung kann man heute immer wieder hören, ohne daß ihr laut widersprochen wird.

Und Konsum — nicht nur materieller, sondern auch geistiger, also literarischer, musikalischer, politischer Konsum — bildet für viele Menschen in der Bundesrepublik wie in manchen anderen Ländern heute den entscheidenden Lebensinhalt. Nicht nur Werbetexter und Politiker predigen das, sondern auch die Sprecher fast aller Berufsgruppen und Institutionen gehen davon aus. Erhöhtes Konsumangebot wird als wichtiger Beitrag zur Erhöhung der Lebensqualität gepriesen; mehr finanzielle Mittel, um mehr konsumieren zu können, werden in jeder Tarifverhandlung gefordert; Konsum gilt als bedeutender »Antriebsmotor« für unsere Wirtschaft; die Möglichkeit, mehr zu konsumieren, vom Essen und Auto bis zum Urlaub und Theaterbesuch, bestimmt damit das Handeln und Planen vieler, wenn nicht der meisten von uns.

Wenn einer tot ist, kann er jedoch nicht mehr konsumieren.

Mit dem Sterben hört der Konsum — genau wie die Leistung — auf, und beides motiviert uns heute wesentlich. Hier liegt, wie ich meine, einer der entscheidenden Gründe dafür, daß die meisten heute an den Tod und an das Sterben nicht denken mögen.

Mir ist das bei der Arbeit für einen Fernsehdokumentarfilm Anfang der achtziger Jahre aufgefallen. Ich fragte damals junge Arbeiter und Angestellte in einem großen Hamburger Unternehmen, ob sie gelegentlich an den Tod und an das Sterben dächten. Die Reaktion war eindeutig negativ. Über 90 Prozent der Befragten wollten davon nichts wissen.

»Natürlich weiß ich, daß ich mal sterben muß«, lautete eine der häufig zu hörenden Antworten, »aber daran muß ich ja nicht unbedingt heute schon denken, das hat schließlich Zeit, bis ich mal ›dran‹ bin.«

Wenn ich nachfragte und wissen wollte, wie sie denn, wenn es schließlich dazu käme, sterben möchten, wollten die meisten vom Tod vor allem nichts spüren.

»Am besten ist, man ist einfach weg«, formulierte es ein etwa 23jähriger Angestellter, »ich möchte das gar nicht merken, wenn plötzlich alles vorbei ist, woran man Freude hat.«

Hier wurde das offen ausgesprochen, was meiner Ansicht nach viele Menschen heute veranlaßt, den Tod »auszuklammern«, Gedanken an das unausweichliche Sterben zu verdrängen. Da Produktion und Konsum für viele von uns heute den Lebensinhalt bilden, jedoch mit dem Sterben aufhören, versuchen wir nach Möglichkeit, uns alles aus den Augen zu schaffen, was uns daran erinnert.

Nur nicht ans Sterben denken

Das beginnt schon mit dem Alter. Alte Menschen werden in Altersheimen untergebracht, ›fern vom Lärm und von der Hast des Alltags, in Gottes schöner Natur‹, wie es in den Werbeprospekten heißt, zugleich aber auch fern von uns, so daß wir ihnen dementsprechend selten begegnen, damit sie uns nicht daran erinnern, daß ja auch wir älter werden. Aus den gleichen Gründen wird nicht selten auch das Sterben selbst nächster Angehöriger, das früher fast ausschließlich im Hause stattfand, ins Krankenhaus verlegt. Denn auch der Tod des Vaters, der Mutter, des Bruders verursacht den Zurückbleibenden ja nicht nur Schmerzen, sondern erinnert sie zugleich an das unausweichliche Näherrücken des eigenen Todes, an das wir nach Möglichkeit nicht denken mögen.

Natürlich wird das nicht offen ausgesprochen oder zugegeben. Den meisten ist es vermutlich gar nicht bewußt. Sie bringen Alte in Altersheime und Sterbende in Krankenhäuser, weil sie dort besser betreut werden, weil es ihnen selbst an Zeit fehlt, um sich um sie zu kümmern, da sie entweder unter Streß stehen oder sich körperlich nicht in der Lage fühlen, sie »optimal« zu versorgen.

Die tieferen Gründe für das Abschieben der Alten und Sterbenden bleiben im Unbewußten. Ein großer Teil der Mitglieder — oder richtiger vielleicht der Opfer — unserer Leistungsgesellschaft scheut eine Hingabe an die mit der Trauer verbundenen Gefühle. Außerdem sind sie so mit Produzieren und Konsumieren, mit Arbeiten und Genießen beschäftigt, daß sie für Gedanken über das, was nach Beendigung dieser Aktivitäten kommt, einfach keine Zeit zu haben glauben.

Besonders deutlich zeigt sich diese Verdrängung von Tod und Sterben übrigens in den amerikanischen »Seniorenstädten«, wo die Toten heimlich bei Nacht aus der Stadt geschafft werden, um die Lebenden vor jedem unerwünschten Kontakt mit dem Tod und den daraus möglicherweise resultierenden Gedanken an das eigene Sterben zu bewahren. Daß dies heute in zunehmendem Maße auch in bundesdeutschen Krankenhäusern geschieht, um die hier Liegenden nicht mit dem Sterben zu konfrontieren, bestätigt diesen Trend.

Auch die Haltung der Ärzte gegenüber Sterben und Tod

hat sich in den letzten Jahrzehnten entscheidend geändert. Zwar war der Tod für sie immer der Feind, den es zu bekämpfen galt, den sie von ihren Patienten so lange wie möglich fernzuhalten versuchen mußten. Aber ihre Chancen in diesem Kampf sind enorm gestiegen. Zwar kann die medizinische Wissenschaft trotz aller Fortschritte den Tod auch heute nicht verhindern, und dies wird ihr nach menschlichem Ermessen auch kaum je gelingen. Aber sie hat den Ärzten zahlreiche neue und früher kaum vorstellbare Möglichkeiten verschafft, ihn nicht nur um Tage und Wochen, sondern nicht selten um Jahre und gelegentlich sogar um Jahrzehnte hinauszuschieben. Und das steigert nicht nur ihre tatsächliche Macht, sondern erhöht auch ihr Ansehen bei ihren Patienten. Diese bringen den »Halbgöttern in Weiß« heute ein ständig wachsendes Vertrauen entgegen, was auch darin erkennbar wird, daß nach jüngsten Meinungsumfragen der Beruf des Arztes heute der angesehenste und am höchsten geachtete Beruf in der Bundesrepublik ist.

»Wir können zwar den Krieg gegen den Tod nicht gewinnen«, hat mir der Chefarzt eines großen Hamburger Krankenhauses einmal zugegeben, »aber wir können heute erfolgreiche Schlachten gegen ihn schlagen. Ich habe Patienten am Leben erhalten, bei denen ich vor 20 Jahren nicht mal den Versuch dazu unternommen hätte, weil es damals wirklich noch völlig aussichtslos war. Aber inzwischen haben wir die Mittel dafür.«

Die erweiterten und verbesserten Möglichkeiten, lebensgefährliche Krankheiten erfolgreich zu bekämpfen und dadurch den drohenden Tod hinauszuschieben, wie ihr dadurch erhöhtes Ansehen in der Bevölkerung sind naturgemäß nicht ohne Auswirkung auf das Verhalten der Ärzte geblieben. Viele betrachten eine schwere, möglicherweise tödliche Krankheit ihres Patienten heute nicht wie früher häufig als Schicksal, sondern als Herausforderung, die es anzunehmen und zu bestehen gilt.

Einige der nach wie vor in erster Linie um den Menschen bemühten Ärzte beobachten diese Entwicklung mit Sorge. Denn nicht selten nimmt ein Arzt den Kampf gegen den Tod heute auch dann auf, wenn der Patient bereits mit dem Sterben begonnen hat. Ein Kölner Chefarzt pflegte junge Mediziner, die er zur weiteren Ausbildung in sein Krankenhaus bekam, im Zuge ihrer Unterweisungen regelmäßig auch an das Bett eines erkennbar Sterbenden zu führen und sie zu fragen, was hier zu tun sei.

»90 Prozent der jungen Leute haben sich den Patienten gar nicht oder nur flüchtig angesehen und statt dessen nach seinen ›Befunden‹ verlangt, also nach den Ergebnissen der Untersuchungen«, stellte er kopfschüttelnd fest, »ich habe manchmal den Eindruck, gerade den jungen Leuten, die von der Universität kommen, ist die Bekämpfung der Krankheit nicht selten wichtiger als der Mensch, um den es doch im Grunde geht.«

Sicherlich geschieht dies letztlich meist aus dem Wunsch heraus »zu helfen«. In zunehmendem Maße aber spielt hier wohl auch der Ehrgeiz, den Tod »noch einmal zu besiegen«, eine wichtige Rolle. Und diese Einstellung bestimmt in wachsendem Maße die Behandlung Todkranker in vielen unserer Krankenhäuser. Man kämpft bis zuletzt, nicht selten mehr gegen die Krankheit als eigentlich um den Menschen.

Die Sterbewirklichkeit in vielen unserer Krankenhäuser macht das deutlich. Komplizierte Geräte und Apparaturen kontrollieren die körperlichen Funktionen des Menschen, übernehmen sie sogar gelegentlich. Der Psychiater Joachim Bodamer spricht in diesem Zusammenhang vom »babylonischen Turm dieser vorwiegend technifizierten Medizin mit ihren weißblitzenden Mammutkrankenhäusern und ihren Scharen von tiefgekühlten Ärzten«. Das biologische Leben der Patienten wird auf diese Weise verlängert. Das Sterben wird ihnen jedoch damit häufig erschwert. Denn die im Zeitalter der Massengesellschaft riesigen Anlagen mit ihrer zwangsläufigen Anonymität haben zur Folge, daß der Betroffene sich ausgeliefert fühlt, und zwar nicht an Menschen, sondern an Maschinen. Ausgerechnet in seiner schwersten Stunde wird der Sterbende allein gelassen und isoliert.

Allerdings muß hier um der Gerechtigkeit willen darauf hingewiesen werden, daß dies nicht nur die Schuld der Ärzte allein ist. Viele, und zwar gerade ältere Patienten tragen ebenfalls dazu bei, indem sie vom Arzt besonders teure Medikamente oder eine Behandlung mit besonders komplizierten und kostspieligen Apparaten für sich verlangen. Eine billige Medizin, ein einfacher Apparat gilt ihnen nichts, auch wenn sie helfen, weil sie womöglich schon der Großmutter bekannt und von ihr genutzt wurden. Neu, technisch kompliziert und teuer muß die Behandlung sein, wenn sie helfen soll, sonst sind solche Patienten mit ihrem Doktor unzufrieden.

Hintergrund solcher Forderungen sind nicht etwa medizinische Kenntnisse, die diesen Patienten ja fast immer fehlen, sondern ist ihr Bedürfnis nach Anerkennung als »schwieriger Fall«, ist ihr Verlangen, mit ihrer Krankheit vom Arzt wichtig genommen zu werden. Nicht selten protzen solche Kranke nach einer Heilung Bekannten gegenüber denn auch gern mit den hohen Kosten ihrer Behandlung.

Derartige Patienten, von denen es heute nicht wenige gibt, fördern nicht nur den bedenklichen Trend bei jungen Medizinern, sich stärker gegen die Krankheit als für den Menschen zu engagieren, sondern sie erschweren es auch solchen Ärzten und Krankenhäusern, die mehr Gewicht auf menschliche Zuwendung als auf technische Behandlung bei todkranken Patienten legen wollen.

Den Tod »erleben«

Die zunehmende Technisierung unserer Medizin gerade im Kampf gegen den Tod hat jedoch inzwischen eine Gegenbewegung ausgelöst. Sie entstand einmal aus dem Menschlichen, aus der Humanität heraus. Zugleich resultiert sie, wie es sich im Zeitalter der Wissenschaft gehört, aus der wissenschaftlichen Erforschung des Sterbens.

Die Thanatologie, die Wissenschaft vom Tode, hat die Vorgänge beim Sterben von Menschen erforscht und hat dabei festgestellt, daß viele Sterbende von einem gewissen Zeitpunkt an gar nicht mehr mit Hilfe von Apparaten und Geräten »gegen den Tod« am Leben gehalten werden möchten, sondern daß sie Ruhe wünschen, weil sie wohl spüren, daß Widerstand und Rebellion aussichtslos werden. Daher verlangen sie von nun an mehr nach der Nähe von Menschen als nach der Anwesenheit von Experten.

Wie bei jeder neuen Bewegung, noch dazu wenn sie sich gegen den »technologischen Fortschritt« wendet, sind die Erkenntnisse der Thanatologie umstritten. Da sie sich vorwiegend auf psychologische Erfahrungen stützen, werden sie von medizinischen Technologen vielfach als »Mangel an wissenschaftlicher Konsequenz« und »verfrühtes Aufgeben« zu einem Zeitpunkt, in dem man sich noch »erfolgreich« gegen den Tod wehren könnte, kritisiert. Im Hintergrund steht die Faszination, die für viele von jedem technischen Fortschritt ausgeht ohne Rücksicht auf das Ergebnis, das dabei herauskommt. Im Grunde geht es auch hier um den bereits an früherer Stelle abgehandelten alten Streit, ob das, was machbar ist — in diesem Fall die Erhaltung des rein biologischen Lebens —, auch immer gemacht werden soll oder darf.

Eine der bekanntesten Vorkämpferinnen für die Wahrung der in Artikel 1 des Grundgesetzes ausdrücklich geschützten Menschenwürde auch im Angesicht des Todes und gegen die extensive Nutzung oder gar den Mißbrauch technologischer Möglichkeiten und medizinischer Macht ist die schweizerisch-amerikanische Ärztin Dr. Elisabeth Kübler-Ross. Sie hat bei ihren jahrzehntelangen Beobachtungen Sterbender fünf Stadien des Sterbens festgestellt, die sie folgendermaßen umschreibt:

1. Die Verweigerung: Der Kranke lehnt es strikt ab, die Tatsache seines bevorstehenden Todes zu akzeptieren.

2. Zorn und Ärger: Der Kranke rebelliert dagegen, daß es gerade ihn und nicht andere trifft.

3. Verhandeln: Der Kranke akzeptiert zwar die Tatsache seines bevorstehenden Todes, versucht aber, noch etwas Lebenszeit zu gewinnen.

4. Depression: Der Kranke trauert über ungenutzte Chancen, bedauert Unterlassungen, grämt sich über Dinge, die er hätte tun sollen, aber nicht getan hat.

5. Annahme: Der Kranke findet sich damit ab, daß es zu Ende geht, und versucht, die noch verbleibende Zeit zu nutzen, um seine Dinge zu ordnen.

Diese Erkenntnisse der inzwischen weltweit bekannten Ärztin werden von anderen, die sich mit dem Thema befaßt haben, bestätigt. Die meisten Geistlichen, Psychologen und auch Mediziner, die Menschen auf Grund ihres Amtes oder aus wissenschaftlichen Gründen beim Sterben beobachtet und dabei bewußt Erkenntnisse gesammelt haben, kommen zu ähnlichen Ergebnissen: Zunächst, nicht selten geraume Zeit lang, wehrt sich der Betroffene gegen das Sterben, fordert, erwartet oder hofft wenigstens auf Hilfe vom Arzt, die ihn vor seinem Schicksal bewahrt, die seinen Tod wenigstens hinauszögert. Aber von einem gewissen Zeitpunkt an hört der Widerstand auf, wird das Sterben akzeptiert. Und dann wird das vorher oft dringend gewünschte, ja geforderte Bemühen des Arztes um die Erhaltung des Lebens zur Belästigung, ja fast zur Qual, insbesondere dann, wenn es vorwiegend oder gar ausschließlich mit Hilfe technischer Geräte vorgenommen wird. Und dies ist im Grunde der Augenblick, um den es bei der Diskussion um die Sterbehilfe geht.

Das hat nichts mit dem Streit über das Recht auf die freiwillige Beendigung des Lebens zu tun. Wer sterben will, obwohl sein Leben erhalten werden könnte, der verlangt nicht Sterbehilfe, sondern der wählt den Freitod. Ob dies zulässig ist oder nach Möglichkeit verhindert werden sollte, ist heute eine religiös-moralische Frage. Juristisch ist sie, in der Bundesrepublik jedenfalls, weitgehend beantwortet und meines Erachtens zufriedenstellend gelöst.

Zwar gibt es auch hier noch Streit. Der geltenden Rechtsauffassung, daß der sogenannte Selbstmord zwar nicht strafbar, aber »moralisch« oder jedenfalls gesellschaftspolitisch zu verurteilen sei, stehen die Befürworter eines uneingeschränkten Selbstbestimmungsrechts des Individuums gegenüber, die ein unbeschränktes und auch moralisch anzuerkennendes Recht des einzelnen auf die Beendigung seines eigenen Lebens proklamieren. Aber das hat mit Sterbehilfe nicht zu tun.

Sterbehilfe setzt, wie bereits mehrfach dargelegt, da ein, wo der Schwerkranke sein Leben nicht mehr als lebenswert empfindet oder empfinden kann und wo es in der Form auch mit allen Hilfsmitteln der modernen medizinischen Wissenschaft wirksam nicht mehr erhalten und verlängert werden kann. Deshalb setzt Sterbehilfe im Grunde denn auch voraus, daß das Sterben im weitesten Sinne bereits begonnen hat oder jedenfalls nicht mehr vermeidbar ist. Und da scheiden sich die Geister.

Die Anhänger der aktiven Sterbehilfe billigen dem Betroffenen einen Anspruch auf Hilfe nicht nur beim, sondern auch zum Sterben zu. Ihre Gegner nennen dies einen Eingriff in die Rechte Gottes oder der Natur und verurteilen es als »Tötungshandlung«, die nach unserem Rechtsempfinden nicht toleriert werden dürfe. Aber auch ihre Front ist nicht geschlossen.

Eine inzwischen sehr kleine, vorwiegend religiös motivierte Minderheit verlangt die Annahme des Leidens beim Sterben entsprechend dem Vorbild Jesu Christi als »gottgewollt«. Für sie ist sogar die Abkürzung des Leidens durch Drogen oder Medikamente, die zwecks Leidensminderung das Bewußtsein trüben oder abschalten, nicht akzeptabel. Die Zahl ihrer Anhänger ist jedoch nur sehr gering und geht angesichts der leidensmindernden Möglichkeiten der modernen Medizin ständig weiter zurück.

Eine echte und diskutierbare Alternative bieten jedoch jene Gegner der aktiven Sterbehilfe, die eine Hilfe zum Sterben zwar ablehnen, aber statt dessen eine grundlegende Änderung unserer heutigen Sterbewirklichkeit und Sterbepraxis fordern. Sie begründen dies nicht mit dem Umkehrschluß aus dem von Artikel 2 des Grundgesetzes garantierten Lebensrecht des einzelnen, der lautet: Wer ein Recht auf Leben hat, der hat auch das Recht auf einen von ihm selbst zu bestimmenden Tod. Sondern sie stützen sich auf das in Artikel 1 des Grundgesetzes festgeschriebene Recht des einzelnen auf Menschenwürde.

Sie kritisieren die heutige Form des Sterbens in Krankenhäusern und Hospitälern als »menschenunwürdig«. Sie wollen allerdings nicht das Grundgesetz ergänzen oder ändern, sondern fordern eine Änderung der gesellschaftlichen Verhältnisse auf dem Gebiet des Sterbens. Sie werfen direkt oder indirekt der medizinischen Wissenschaft, vielen Ärzten und auch unserer Gesellschaft vor, daß diese ihr Handeln nicht von den Wünschen des Sterbenden, sondern von den Interessen der Weiterlebenden, den Bedürfnissen der Wissenschaft wie den Forderungen der Bürokratie und einer sehr egoistisch motivierten Gesellschaft bestimmen lassen.

Ob ihre Forderung, den Menschen wieder in seinem privaten Lebenskreis, in seiner Familie sterben zu lassen, im Zeitalter der Massengesellschaft eine Chance besitzt, gehört und sogar verwirklicht werden kann, wird in diesem Buch an späterer Stelle untersucht. Wichtig erscheint mir zunächst, daß hier eine echte Alternative zur Forderung nach aktiver Sterbehilfe vorgeschlagen wird.

2. Sterbekliniken

Horst Geldner* ist ein schwieriger Patient. Als einflußreicher Mann ist er es gewohnt, daß andere seine Weisungen ausführen und ihn nicht warten lassen, wenn er etwas wünscht. In der Klinik muß er dagegen ständig warten: auf Untersuchungen, auf Laborbefunde, auf Ärzte. Das macht ihn ungeduldig.

»Das kostet alles meine Zeit«, beklagt er sich beim Chefarzt, »und die brauche ich. Ohne mich läuft bei uns im Betrieb einfach nichts.«

Der Chefarzt begütigt, entschuldigt, beruft sich auf die Erfordernisse der medizinischen Wissenschaft. Doch ohne viel Erfolg. Die Schmerzen, an denen der Kranke leidet, vergrößern offenbar seine Ungeduld. Er leidet an einer Geschwulst im Bauch, die schon vor mindestens einem Jahr hätte behandelt werden müssen. Aber damals hatte Horst Geldner »keine Zeit« sich um »so was« zu kümmern.

Auch jetzt hat er »eigentlich« keine Zeit. Und wenn die Schmerzen nicht ständig stärker würden, wäre er auch nicht gekommen. Auf den Hinweis des Arztes, daß mit solchen Dingen nicht zu spaßen sei, erwidert er leicht irritiert: »Machen Sie mir keine Angst, Doktor, was Ernstes kann ich jetzt nicht gebrauchen. Dafür habe ich im Augenblick zu viel vor …«

Zwei Tage nach seiner Einlieferung liegt Horst Geldner auf dem Operationstisch. Als der Arzt die Bauchhöhle geöffnet hat, verzichtet er jedoch auf die Operation. Der ganze Leib des Patienten ist voller Metastasen. Jeder Versuch zu operieren, wäre da aussichtslos.

Als Horst Geldner ihn am nächsten Tag nach dem Ergebnis der Operation fragt, weicht der Arzt aus. Der Eingriff sei zwar planmäßig verlaufen, und die Hauptgeschwulst sei entfernt, versicherte er dem Patienten, aber es gebe noch einige kleinere Geschwülste, von denen man

* Name wurde geändert

vorher nichts gewußt habe, die jedoch zumindest beobachtet werden müßten; deshalb möchte er ihn zunächst noch ein paar Tage im Krankenhaus behalten.

Auf seine Weisung erhält Horst Geldner laufend Beruhigungsmittel. Aber sie wirken nur begrenzt. Immer wieder schreckt der Kranke aus seinem Dämmerschlaf auf, kritisiert die Schwestern, beklagt sich über das Essen, wirft den Ärzten vor, sie kümmerten sich nicht genügend um ihn.

Nach drei Tagen wachsender Unruhe kommt es zu einer offenen Auseinandersetzung zwischen dem Patienten und dem Oberarzt. Bei dessen Visite beklagt Geldner sich über die nach wie vor quälenden Schmerzen. »Ich habe allmählich den Eindruck, die Operation ist mißlungen, und Sie wollen mir das nur nicht zugeben«, bemerkt er mißtrauisch gegenüber dem Arzt.

Der widerspricht. Er versichert, es sei alles in Ordnung, bei derart schweren Eingriffen dauere es nur gelegentlich eine Weile, bis die Schmerzen verschwänden.

Der Patient glaubt ihm nicht. Barsch fordert er den Doktor auf, ihn nicht weiter wie ein kleines Kind zu behandeln, sondern ihm endlich die Wahrheit zu sagen. Der Arzt zögert. Dann sagt er leise:

»Sie haben Krebs, Herr Geldner, und zwar so schwer, daß eine Operation sinnlos wäre. Sie haben nur noch eine sehr begrenzte Zeit zu leben.«

Der Chefarzt habe ihm das nicht sagen wollen, um ihn zu schonen, fügt er hinzu, aber da er auf der Wahrheit bestehe, teile er es ihm nunmehr mit.

Er erwartet einen Ausbruch von Zorn oder Verzweiflung, rechnet mit Vorwürfen, ja mit Beschimpfungen. Aber zu seiner Überraschung bleibt der 63jährige Patient völlig ruhig. Nach einigen Minuten sagt er dann: »Ich danke Ihnen, daß Sie mir das gesagt haben, Doktor — es ist gut, die Wahrheit zu wissen, auch wenn sie bitter ist.«

Auf Anraten der Ärzte bleibt Horst Geldner zunächst noch in der Klinik. Aber Schwestern wie Pfleger erleben einen anderen Menschen. Er hat plötzlich keine Eile mehr.

Er unterhält sich mit ihnen, fragt sie nach ihrem Leben, hört zu, wenn sie etwas erzählen. Als seine Sekretärin telephonisch anfragt, ob sie mit einer Mappe dringender Unterschriften zu ihm kommen könnte, verweist er sie an seinen Vertreter mit dem Bemerken, er habe derzeit wichtigeres zu tun.

Als einmal die Nachtschwester gegen zwei Uhr morgens in sein Zimmer kommt, weil sie darin das Licht brennen sieht, erklärt er ihr, er könne nicht schlafen, lehnt die von ihr angebotene Schlaftablette jedoch ab. Und als sie unsicher an sein Bett kommt, sagt er nach einigem Zögern verlegen, eine Tablette würde ihm nur vorübergehend helfen, er könne nicht schlafen, weil er an das Sterben denken müsse und davor, wie er zugeben müsse, einfach Angst habe.

Die Schwester erwidert, fast alle Menschen fürchteten sich davor, aber die meisten stürben dann nach ihrer Erfahrung ganz friedlich, und sie habe in ihrem Leben viele Menschen sterben sehen.

Aus dem kurzen Besuch wird ein längeres Gespräch, in dem die Schwester dem Patienten auf seine Bitte von Menschen berichtet, deren Sterben sie erlebt hat.

Am nächsten Morgen bittet Horst Geldner den Chefarzt, ihn zum kommenden Wochenende zu entlassen, da er bei sich zu Hause sterben wolle. Einwände des Arztes wehrt er ab. Er müsse noch ein langes Gespräch mit seinem Sohn führen, mit dem er sich vor zehn Jahren zerstritten und den er seit zwei Jahren nicht mehr gesehen habe; auch mit seiner Schwester, die ihm den Haushalt führt, gebe es noch einiges zu bereden.

»Ich habe ein paar Dinge nicht ganz richtig gemacht, ich meine nicht in meiner Firma, sondern in meinem Leben«, gesteht er dem Arzt, »und vielleicht kann ich das eine oder andere daran noch korrigieren. Aber das kann man besser zu Hause – da ist man nicht so allein wie hier.«

Drei Tage später verläßt er die Klinik. Als der Chefarzt sich bei ihm entschuldigt, weil sie ihm nicht hätten helfen können, schüttelt Horst Geldner den Kopf. »Sie haben mir eine Menge geholfen, Doktor, Ihr Oberarzt hat mir gerade noch rechtzeitig Bescheid gesagt.«

Den »Primitiven« fällt es leichter

Nach Feststellung der Wissenschaft ist der Mensch das einzige Lebewesen mit einem Todesbewußtsein. Tiere ahnen möglicherweise, daß sie sterben müssen. Sie versuchen instinktiv, den Tod zu vermeiden, und manche zeigen, daß sie spüren, wenn er naht. So ziehen alte Elefanten sich von der Herde zurück, wenn sie sich ihrem Tod nahe fühlen. Schweine erhalten auf dem Weg zum Schlachthof Beruhigungsmittel gegen ihre Todesangst. Aber sie wissen nicht, daß der Tod unvermeidlich ist. Der Mensch weiß es. Daher kann er darüber nachdenken, kann sich gedanklich mit ihm befassen. Aber weil er weiß, daß er sterben muß, fürchtet er sich vor dem Tod. Denn was nach dem Tod kommt, ist — und bleibt — ihm unbekannt. Alle Versuche, mit Verstorbenen oder mit dem »Jenseits« Kontakt aufzunehmen, sind bisher erfolglos geblieben. Und was unbekannt ist — und bleibt —, macht Angst. Auf Bekanntes, auch wenn es unangenehm ist, kann man sich einstellen, auf Unbekanntes dagegen nicht.

Die Angst vor dem Tod zu überwinden, ist das Hauptanliegen fast aller Religionen. Daraus entstand die Vorstellung vom Nirwana. Daraus entstand die Vorstellung vom Paradies. Und deshalb rufen Sterbende bei uns, wenn sie Christen sind, den Priester ans Sterbebett. Er soll ihnen im Namen Gottes ihre Sünden vergeben. Er soll ihnen damit die Angst vor dem nehmen, was nach dem Tode kommt, die Angst vor dem Unbekannten, vor dem Jenseits, aus dem noch niemand zurückgekommen ist, um davon zu berichten, vielleicht vor dem Nichts.

Zu der Angst vor dem Tod kommt bei fast allen die Furcht vor dem Sterben. Furcht vor Schmerzen, vor Atemnot, vor der Trennung von Menschen, die man liebt, vor psychischer oder sogar physischer Kälte, die für viele mit dem Gedanken ans Sterben verbunden ist, vor Einsamkeit. Zur Überwindung dieser Furcht kann der Geistliche nur bei sehr religiösen Menschen etwas tun. Bei den anderen ist der Arzt, sind Krankenhäuser und Pflegeanstalten, sind Schwestern und Medikamente gefragt. Zugleich ist hier auch die Familie, sind Angehörige, sind Freunde gefordert, die den Sterbenden auf seinem Weg in den Tod begleiten.

Dies war früher selbstverständlich. Und bei sogenannten »naturnahen« Völkern ist es das noch heute. Bei den Indianern ruft, wer seinen Tod nahen fühlt, seine Familie zusammen, um ihr die Erkenntnisse seines Lebens zu übermitteln und Abschied zu feiern, wie man dies vor einer Reise tut. Bei vielen afrikanischen Völkern versammelt sich die ganze Sippe, wenn einer der Alten sich anschickt zu sterben. Die Anwesenheit vertrauter Menschen erfüllt ihn mit Freude wie bei einem Fest, das man feiert, wenn einer sich auf Wanderschaft begibt. Und die Weitergabe von den Erfahrungen seines Lebens vermittelt dem Sterbenden das Gefühl, die ihm zugewiesene Aufgabe im Leben zufriedenstellend gelöst zu haben.

Ich bin einmal auf der Insel Sumatra in Indonesien, wo ich mit dem Bürgermeister eines Dorfes verabredet war, von dessen Sohn empfangen und sogleich mit vielen Entschuldigungen wieder fortgeschickt worden. Er bat mich, in der nächsten Woche wiederzukommen, weil seine Großmutter, die Mutter des Bürgermeisters, im Sterben liege.

»Mein Vater hätte dich gerne empfangen, wie er es dir versprochen hatte«, setzte er hinzu, »aber das Sterben meiner Großmutter hat bereits begonnen, sie spricht bereits mit meinem Vater, da kann er nicht fortgehen, sonst könnten böse Geister die Großmutter quälen. Du aber bist ein Fremder. Und einen, der sich anschickt zu sterben, darf man nicht durch Fremde erschrecken.«

Diese Worte fielen mir schon damals auf, und ich habe sie seitdem nicht wieder vergessen. Man dürfe einen Sterbenden nicht durch Fremde erschrecken, hatte der

Junge gesagt. Aber genau das tun wir heute in vielen unserer Krankenhäuser. Wir »erschrecken« Sterbende durch ständig wechselnde fremde Gesichter von Ärzten, Pflegern und Krankenschwestern. Und wir liefern sie einer rein funktionell bestimmten Umgebung aus, die besonders ältere, an den Umgang mit moderner Technik nicht gewöhnte Menschen zwangsläufig erschrecken und ihre ohnehin vorhandenen Ängste vor Sterben und Tod zusätzlich vergrößern muß.

Bei den sogenannten Naturvölkern dagegen finden sich bei einem Sterbenden diejenigen zusammen, die ihm vertraut sind, die er kennt, denen er sich zugehörig fühlt. Man läßt Sterbende dort nicht allein. Man schart sich um sie, um Dämonen und böse Geister fernzuhalten. Und man versucht, ihnen den Abschied zu erleichtern, indem man sich zu ihnen gesellt. Es gibt ungezählte Schilderungen von Sterbeszenen und Sterbesitten bei Völkern, die mit dem Tod leben und das Sterben nicht verdrängen. Daher erübrigt sich hier eine detaillierte Darstellung.

Der Unterschied zu unserer heutigen Praxis ist evident. Wir fürchten den Tod nicht nur — das tun die Angehörigen der naturnahen Völker mit Sicherheit auch —, sondern wir bekämpfen ihn. Jeder Monat, jede Woche, jeder Tag, die ihm abgerungen werden, um die das Leben des Patienten verlängert wird, betrachten wir als Sieg und Gewinn. Und im Kampf darum wird der Sterbende den Apparaten überlassen und der Einsamkeit, die sie um sich verbreiten.

Einmal muß der Kampf aufhören

Dagegen wehrt sich heute eine langsam wachsende Zahl einfacher Bürger, aber auch Psychologen, Wissenschaftler und sogar Mediziner. Sie fordern zwar nicht die Beendigung des Lebens von Todkranken durch Hilfe zum Sterben wie die Anhänger der aktiven Sterbehilfe. Aber sie beschränken sich auch nicht auf das von manchen Medizinern praktizierte und von vielen Juristen tolerierte Abschalten von Geräten und Apparaten bei Todkranken im letzten Stadium. Sie verlangen eine grundsätzlich andere Form der Behandlung von Menschen, die sich dem Tode nähern.

Sie fordern von einem bestimmten Zeitpunkt an ein Akzeptieren des Sterbens durch die Ärzte. Denn wenn der Kampf gegen den Tod zu lange fortgesetzt wird, wie das in der wissenschaftlich orientierten Medizin nur allzuleicht und daher verhältnismäßig häufig passiert, erschwert das nach ihrer Ansicht das Sterben der davon Betroffenen. Und der dadurch zu erzielende »Gewinn« — ein paar Tage oder Wochen oft rein biologischen Weiterlebens — steht in keinem Verhältnis zu dem dafür zu bezahlenden Preis.

Ausgangspunkt für alle Anhänger einer »sanften Sterbehilfe«, wie ich es einmal nennen will, ist die Einstellung zum Tod. An Stelle des bis zum letzten Augenblick fortgesetzten Kampfes gegen ihn fordern sie sein rechtzeitiges Akzeptieren. Und zwar nicht nur ein bloßes »sich mit ihm Abfinden«, wie es schon heute geschieht, wenn der Kampf gegen den Tod aufgegeben werden muß, weil es kein medizinisches Mittel mehr gegen ihn gibt, sondern seine Annahme; die Zustimmung zum Sterben. Sie fordern ein so rechtzeitiges Aufgeben des Kampfes, daß der Sterbende sich auf seinen Tod einstellen kann, daß ihm noch genügend Zeit bleibt, die ungeordneten Dinge seines Lebens zu ordnen, wie Elisabeth Kübler-Ross es ausdrückt.

Es ist im Grunde ja eine Anomalie, daß wir in einer Zeit, in der alles geplant und berechnet wird, den Tod und das Sterben nach Möglichkeit nicht »ins Auge fassen«. Wir kaufen uns zwar eine Wohnung in einem Seniorenheim und besorgen uns — vielleicht — eine Grabstelle auf dem Friedhof, um uns auch dort »eine Bleibe« zu sichern. Aber was wir im Alter tun und wie wir mit unserem Tode umgehen, das planen wir merkwürdigerweise nicht.

Ein bekannter Hamburger Kinderarzt, mit dem ich befreundet bin, widerspricht allerdings diesem Vorwurf. »Der richtige Zeitpunkt für ein ›sich Abfinden‹, für ein Akzeptieren des Todes und damit für den Beginn der Sterbevorbereitung läßt sich nicht berechnen, auch nicht für den Arzt. Und wenn der zu früh aufgibt, werden ihm deswegen mit Recht Vorwürfe gemacht, daß er nicht alles getan hat, um seinen Patienten zu retten. Außerdem kann man seinen Tod auch deshalb nicht ›planen‹, weil es die verschiedensten Todesarten gibt, sanfte und schwere, quälende und schmerzfreie, und weil keiner vorher weiß, welcher von denen ihm einmal beschieden ist.«

Was das Verhalten der Ärzte angeht, ist der Einwand sicherlich nicht unberechtigt. Trotz aller Fortschritte in der Medizin kann der Arzt nicht immer mit Sicherheit vorhersagen, ob und vor allem wann der Kampf gegen den Tod bei einem Menschen aussichtslos wird, so daß es an der Zeit ist, ihn aufzugeben. Eine vorzeitige Aufgabe kann und darf man aber von ihm nicht verlangen. Was man von ihm verlangen kann, ist lediglich, daß er über den ständig besser werdenden technischen Möglichkeiten der Behandlung nicht das Interesse und die Wünsche — und dazu gehören auch Todeswünsche — seiner Patienten vergißt, wie das heute zuweilen geschieht.

Horst-Eberhard Richter, der ebenfalls diesen Standpunkt vertritt, formuliert das in seinem Buch »Die Chance des Gewissens« mit den Worten: »Das heißt für den Arzt, daß er in den Patienten nicht nur die Seite annimmt, die gegen den Tod kämpft, sondern auch die andere, die ihn annehmen will.«

Was den Kranken oder Sterbenden selbst angeht, erscheint mir der Einwand allerdings weniger stichhaltig. Mit dem Nachdenken über den Tod und der Vorbereitung auf das Sterben kann ein Mensch, wie ich meine, gar nicht zu früh anfangen. Und fehlende Kenntnis von der Art seines Sterbens steht einer Beschäftigung mit dem ihm eines Tages bevorstehenden Tod mit Sicherheit auch nicht entgegen.

»Er hielt meine Hand, als er starb ...«

Sterbenskranke brauchen nicht aktive Sterbehilfe, sondern Beistand beim Sterben, erklärt Elisabeth Kübler-Ross, die seit einem Vierteljahrhundert in Gesprächen, Vorträgen und Büchern für ein positives Verhältnis des Menschen zu seinem Tod plädiert. Ihre in Millionenauflage veröffentlichten Gespräche mit Sterbenden haben inzwischen ungezählte Menschen in aller Herren Ländern nachdenklich gemacht. Und nicht nur Theologen — die Ärztin ist stark christlich gebunden —, sondern auch Psychologen und sogar Politiker und Mediziner unterstützen inzwischen diese Forderung, wenn auch mit unterschiedlichen Vorschlägen für ihre Verwirklichung.

So etwa wird in einigen Krankenhäusern der Bundesrepublik unheilbar Kranken heute bereits der Weg in den Tod durch Verlegung in helle, freundliche Einzelzimmer und Betreuung durch besonders geschultes und einfühlsames Pflegepersonal erleichtert. Zu ihnen gehören das Amalie-Sieveking-Krankenhaus in Hamburg, das St.-Vincenz-Krankenhaus in Limburg an der Lahn, das Paul-Lechler-Krankenhaus in Tübingen, das Krankenhaus in Herdecke an der Ruhr, die Universitätsklinik in Ulm. Dies sind nur einige wenige, die ich hier als Beispiel erwähne. Es gibt darüber hinaus zahlreiche andere ähnlich geführte Häuser.

Hier wird der Tod nicht ausgeklammert. Hier werden Sterbende nicht von anderen Patienten abgesondert. Ärzte wie Krankenschwestern versuchen hier, die Angst der Kranken vor dem Tod zu verringern, indem sie das Sterben — ähnlich wie das Gebären oder Geboren-Werden — in den Lebensablauf mit einbeziehen. Todkranke nehmen, soweit sie dazu noch in der Lage sind, an den gemeinsamen Mahlzeiten teil, werden gemeinsam mit den anderen Kranken gepflegt und behandelt. Wenn nach dem Abendessen der Pfleger seine Runde macht und die Medikamente verteilt, erhält die Todkranke ihr morphiumhältiges Schlafmittel für die Nacht mit genau dem gleichen Wunsch für einen guten Schlaf wie der Genesende sein leichtes Einschlafmittel.

Die Behandlung in solchen Krankenhäusern ist nicht billig. Ärzte, Pfleger und Krankenschwestern brauchen Zeit. Mehr Zeit als oft für die Behandlung »normaler« Kranker. Viele Sterbenskranke verlangen auf ihrem Weg in den Tod nach Gesprächspartnern, mit denen sie reden, denen sie von ihren Sorgen berichten, die sie nach dem Sterben anderer, nach ihren Erfahrungen dabei befragen können.

Eines der Hauptprobleme liegt darin, Menschen für die Begleitung Sterbender in den Tod zu finden. Es ist sicherlich kein Zufall, daß die meisten dieser Häuser, in denen todkranke Patienten auf ihrem Weg in den Tod begleitet werden, christlich oder sogar konfessionell gebunden sind.

»Natürlich fällt es einer Ordensschwester leichter, die Bedürfnisse von Kranken über ihre eigenen Wünsche zu stellen, sie ist schließlich dazu erzogen worden«, erläutert mir der Chefarzt eines katholischen Krankenhauses in der Nähe von Hamburg, »aber man soll das nicht überschätzen. Ich habe Zivildienstleistende erlebt, an denen konnte sich manche Schwester ein Beispiel nehmen.«

Die Pflege Todkranker sei meist nicht schwerer als die Pflege von Patienten, die auf dem Weg zur Genesung sind, versichert er mir, nicht selten sogar leichter.

»Umbetten, saubermachen, füttern müssen Sie die anderen Patienten auch, und Sterbende haben häufiger weniger Wünsche als die, die dabei sind, wieder gesund zu werden, und daher oft ungeduldig sind.«

Das Schwerste ist nach seinen Erfahrungen die Überwindung der Angst. »Wer noch nie miterlebt hat, wie ein Mensch stirbt, der fürchtet sich fast immer davor. Ich habe mich als Junge auch davor gefürchtet. Aber wer es einmal mitgemacht hat, der verliert meist die Angst. Besonders heute. Da hat die Medizin viel geholfen. Von den schrecklichen Schmerzen, die die Menschen früher ertragen mußten, können wir sie ja heute mit Hilfe der modernen Medikamente weitgehend befreien. Die meisten Menschen sterben daher heute friedlich, jedenfalls wenn sie im Krankenhaus sind und einen vernünftigen Arzt haben.«

Sterbende auf dem Weg in den Tod begleiten kann man lernen, behauptet er. Und Joseph Berger*, der als Altenpfleger in einem Münchner Krankenhaus arbeitet, als ich ihn kennenlerne, bestätigt mir das.

Joseph Berger ist »Zivi«, wie er das selber nennt. Er hat den Wehrdienst verweigert und sich zur Ableistung seines Zivildienstes in ein Krankenhaus gemeldet. Von Beruf hatte er damals eigentlich Rundfunktechniker werden wollen.

Im Krankenhaus hat es ihm zuerst »mächtig gestunken«. »Nachttöpfe auskippen, alten Männern den Arsch auswischen, sabbernde Frauen füttern, die dauernd irgendwas ins Bett spuckten, zuerst habe ich jeden Tag mindestens einmal gekotzt, und nach einer Woche habe ich mich erstmal krankgemeldet.«

Aber dann, nachdem er seine Arbeit wieder aufgenommen hatte, war er »Opa Karl« begegnet, wie er ihn nennt. Opa Karl war Kellner gewesen, war 68 Jahre alt, verwitwet, die einzige Tochter hatte einen Amerikaner geheiratet und wollte von ihrem Vater nichts wissen.

Opa Karl war unheilbar krank. Leber, Niere, Magen waren kaputt, das Herz funktionierte auch nicht mehr richtig. Wenn er es »noch zwei Wochen machte«, wäre das viel, hatte ihm der Stationsarzt gesagt. Am Ende »machte« Opa Karl es dann noch fast drei Wochen, erzählt mir Joseph Berger, und in den drei Wochen ist der alte Mann sein Freund geworden.

»Der war mir so dankbar«, sagt er, »wenn der sich vollgeschissen hatte, und das kam jeden Tag ein paar Mal bei ihm vor — der Schließmuskel im After funktionierte nicht mehr —, dann hat er sich jedes Mal bei mir entschuldigt dafür, und wenn ich ihm seine Suppe brachte, hat er meine Hand gestreichelt ...«

---

* Name wurde geändert

Später hat Opa Karl ihm dann sein Leben erzählt. Nicht nur die schönen Erlebnisse, sondern auch die miesen. Wie er betrunkene Gäste beim Bezahlen übers Ohr gehauen hatte. Einer Kellnerin hatte er ein Kind gemacht und sie damit sitzen lassen. Seine Frau hatte er regelmäßig verprügelt.

»Dabei war er im Grunde gar kein schlechter Kerl«, behauptet Joseph Berger, »seine Mutter hat er versorgt und gepflegt, obwohl sie sich kaum um ihn gekümmert hatte, als er ein Junge war — er war eben so wie die meisten von uns, mal gut, mal schlecht.«

Abends, wenn sein Dienst zu Ende war, hatte Joseph Berger oft noch eine ganze Weile bei Opa Karl am Bett gesessen und sich leise mit ihm unterhalten. Dem alten Mann bedeutete das viel. Und er hatte ihm das nicht nur gezeigt, sondern auch gesagt. Später, als es ihm schlechter ging und das Ende näher kam, hatten sie ihn in ein kleines Zimmer verlegt, wo er alleine war. »Sterbezimmer« nannten es die Schwestern.

Opa Karl hatte gewußt, was das hieß. Er hatte sich nicht beklagt. Er hatte Joseph Berger nur gebeten, ob er ihn gelegentlich besuchen könnte, weil ihm das half, wie er sagte. Daraufhin hatte dieser den Arzt gefragt, ob er den alten Mann weiter pflegen könne, bis er stürbe.

»An sich war das nicht meine Aufgabe, das machte eine alte Schwester, die sich um die Sterbenden kümmerte, und der Arzt hat mich denn auch ganz komisch angeguckt und mich gefragt, ob ich das auch durchhielte. Ich hab' ja gesagt, obwohl ich natürlich Angst hatte. Aber ich hab' an Opa Karl gedacht, wie der sich darüber freuen würde und wie wichtig das für ihn war. Und da haben sie mich das machen lassen. Und ich hab' ihn versorgt. Bis zum Ende. Ich war bei ihm, als er starb. Er hat meine Hand gehalten. Und damit ist er eingeschlafen. Ganz friedlich. Und seitdem hab' ich keine Angst vor dem Sterben mehr. Auch nicht, wenn ich selber mal dran bin.«

Als seine Zivildienstzeit um war, ist er dann nicht Rundfunktechniker geworden, wie er es eigentlich vorgehabt hatte, sondern Altenpfleger. Weil man da mit Menschen zu tun hat und nicht mit irgendwelchen Drähten und Schrauben und Plastikmaterial. Und weil man da gebraucht wird. Die Radio- und Fernsehapparate funktionieren auch ohne ihn, sagt er achselzuckend, und wenn einer kaputt ist, kauft man sich eben einen neuen. Aber Menschen brauchen Menschen. Besonders alte Menschen brauchen Menschen, die ihnen zuhören, mit denen sie reden können, wenn der Tod nicht mehr weit weg ist und wenn das Sterben beginnt. Dann sind Menschen, die einfach nur da sind, wichtig, sagt er, er hat das erlebt.

Man muß sich schon Zeit nehmen

Ich glaube nicht, daß es so leicht ist, Sterbende in den Tod zu begleiten, wie Joseph Berger mir das geschildert hat. Aber so schwer, wie es vielen von uns erscheint, ist es vermutlich auch nicht. Voraussetzung dafür ist allerdings, daß wir aufhören, den Tod zu verdrängen, wie die meisten von uns das heute tun, daß wir wieder lernen, den Tod in unser Leben mit einzubeziehen, anstatt ihn nur als Feind zu bekämpfen. Und Voraussetzung dafür ist ferner wohl auch, daß wir uns Zeit nehmen, wenn wir bereit sein wollen, Sterbende auf ihrem Weg in den Tod zu begleiten. Aber auch das fällt heute vielen nicht leicht.

Denn wir stehen ja ständig unter Zeitdruck. Zwar entwickeln unsere Wissenschaftler immer neue Maschinen, die uns immer mehr Zeit sparen. Von der Waschmaschine bis zum Flugzeug, vom Computer bis zum Roboter in der Fabrik, fast jedes neue Industrie-»Produkt«, das auf den Markt kommt, hilft Zeit sparen bei der Arbeit, bei der Fahrt in den Urlaub, bei der Information wie beim Spiel. Trotzdem sind wir ständig in Zeitnot. Wenn wir Freunde treffen, die wir lange nicht gesehen haben, verabreden wir uns mit ihnen häufig erst für die nächste oder übernächste

Woche, weil wir in der laufenden Woche »wirklich keine Minute mehr« frei haben.

Das geht jedoch bei der Begleitung eines Sterbenden nicht. Denn ob der dann noch lebt, wenn wir Zeit für ihn haben, das weiß niemand. Zwar hat er keine Eile — niemand hat es eilig zu sterben —, aber er braucht Menschen, die sich Zeit für ihn nehmen.

Da genügen nicht die üblichen Sprüche, in die wir uns flüchten, wenn wir Menschen am Krankenbett besuchen und uns nichts anderes einfällt, als daß »in ein paar Tagen bestimmt alles wieder in Ordnung ist«, daß der Kranke »froh sein kann, daß er im warmen Bett liegt und nicht draußen im Regen und Schnee herumlaufen muß«, oder daß er »vermutlich in ein paar Wochen im wohlverdienten Urlaub seine wiedergefundene Gesundheit genießt«. Wer weiß oder ahnt, daß sein Leben zu Ende geht, dem helfen solche »Trostworte« gar nichts, auch wenn sie noch so gut gemeint sind. Meist glaubt er auch nicht, was seine Besucher ihm da erzählen, und ist nur zu höflich oder zu schwach, um ihnen zu widersprechen.

Wer es unternimmt, einen Sterbenden in den Tod zu begleiten, der muß sich dafür schon Zeit nehmen. Der muß möglicherweise nur bei ihm sitzen, um »da zu sein«. Der muß zuhören können. Und er muß über Dinge sprechen, die ihm selbst möglicherweise höchst unwichtig erscheinen, weil sie mit seinem Leben, das er führt, kaum etwas zu tun haben. Aber das fällt vielen von uns heute schwer. Denn wir wollen unsere Zeit »nutzen«, damit sie uns etwas »bringt«.

Wir Deutschen tun uns hier wahrscheinlich besonders schwer, weil wir von Natur aus so »tüchtig« sind. Wir mögen Zeit nicht »vertun«, wie das in manchen Mittelmeerländern unserer Ansicht nach häufig geschieht. Wir wollen sie nutzen, um etwas zu »schaffen«. Aber »schafft« einer etwas, der sich Zeit nimmt, um einen Sterbenden in den Tod zu begleiten?

Hier liegen auch die Schwierigkeiten für Krankenhäuser,

in denen Menschen auf dem Weg in ihren Tod begleitet werden, und zwar nicht nur bei uns, sondern auch in anderen Ländern, darunter auch in einigen westlichen Industriestaaten — bei den naturnahen Völkern der Dritten Welt spielt der Tod in Krankenhäusern bisher kaum eine Rolle.

In Großbritannien etwa kennt man sogenannte »Sterbekliniken« — ich halte den Ausdruck für nicht sehr glücklich — bereits seit der Jahrhundertwende. Auch in den USA, in Holland, Skandinavien, der Schweiz findet der Gedanke, spezielle Hospitäler für Todkranke zu errichten, neuerdings hie und da offene Ohren.

In der Bundesrepublik stößt diese Vorstellung bisher weitgehend auf Ablehnung. Und ich teile diese Ansicht. Denn die Einweisung in ein solches Haus nimmt einem Schwerkranken jede Hoffnung, am Leben zu bleiben, und das halte ich für unmenschlich — abgesehen davon, daß dies auch der Ansicht der Mediziner widerspricht, die ja nicht müde werden zu betonen, daß man trotz modernster Apparate nicht mit Sicherheit voraussagen könne, wann der Kampf gegen den Tod endgültig verloren sei.

Ferner wird auf diese Weise der Sterbende vom Kontakt mit den Weiterlebenden abgeschnitten. Und dieser Kontakt ist oft für ihn wie für die Weiterlebenden offenbar sehr wichtig. Hier kommt es zu Erfahrungen oder sogar zu Gesprächen, die nachweislich beiden helfen und beiden etwas bedeuten.

Ich halte es deshalb für falsch, Todgeweihte in sogenannte Sterbekliniken zu verlegen, auch wenn ihnen dort das Sterben technisch leicht gemacht wird, weil da ja alles ganz funktionell auf das Ableben von Menschen eingerichtet ist. Aber diese scheinbare Fürsorge für Sterbende dient ja in Wahrheit in erster Linie den Lebenden — das ist jedenfalls mein Eindruck --, denn sie werden entlastet, und ihnen werden Kosten erspart. Für die letzten Stunden oder Tage eines Menschen sollte aber sein Wohl maßgeblich sein und nicht die Bequemlichkeit derer, die weiterleben.

3. Hilfe beim Sterben

Karl Grohmann* ist Prokurist in einer Baufirma. Er wohnt in einem Einfamilienhaus im Ruhrgebiet. Seine Frau war früher berufstätig. Seit einigen Jahren arbeitet sie zweimal wöchentlich am Vormittag vier Stunden ehrenamtlich im örtlichen Kindergarten. Karl Grohmanns Tochter ist verheiratet. Sie hat einen zweijährigen Sohn und lebt mit ihrem Mann in Süddeutschland.

Eines Tages bekommt Karl Grohmann die Nachricht, daß sein Vater ins Krankenhaus eingeliefert worden ist. Sein Vater ist 72 Jahre alt, lebt in Düsseldorf und ist verwitwet — seine Frau ist vor zwei Jahren gestorben. Er ist in seiner Wohnung gestürzt, als er sich in der Küche einen Topf Suppe heiß machen wollte, und hat sich den Oberschenkel gebrochen. Nur einem Glücksfall ist es zu verdanken, daß die brennende Flamme des Gasherdes nicht einen Brand ausgelöst hat.

Als Karl Grohmann zwei Tage später seinen Vater im Krankenhaus besucht, hat dieser hohes Fieber. Der auf seine Bitte ins Krankenhaus gekommene Hausarzt seines Vaters macht ein ernstes Gesicht. Zwar wird der Knochenbruch vermutlich verheilen, und die leichte Lungenentzündung, die sich der alte Herr zugezogen hat, dürfte er unter der Aufsicht der Ärzte im Krankenhaus sicherlich ebenfalls überstehen, aber eine Gehbehinderung wird vermutlich bleiben. Und von einer Rückkehr seines Patienten in die alte Wohnung, in der nur eine dreimal wöchentlich erscheinende Zugehfrau ihn versorgt, hält er nicht viel.

»Sie dürfen nicht vergessen, seit dem Tode Ihrer Mutter hat Ihr Vater erheblich abgebaut«, erklärt er dem Sohn, »er sieht inzwischen sehr schlecht, auch sein Gehör ist nicht mehr sehr gut, dazu kommt jetzt noch die Gehbehinderung — da ist die Gefahr, daß sich so ein Unfall mit sehr viel schlimmeren Folgen wiederholt, einfach zu groß.«

---

* Name wurde geändert

Auf die Frage des Sohnes, was denn mit seinem Vater geschehen soll, meint der Arzt, zunächst müsse der alte Herr ohnehin im Krankenhaus bleiben, um sich auszukurieren, und das werde mit Sicherheit einige Wochen dauern. Dann müsse man seiner Ansicht nach ein Altersheim mit angeschlossener Pflegestation suchen, wo man ihn unterbringen könne — es sei denn, er könne den Vater zu sich nehmen.

»Das wäre natürlich das beste, für Ihren Vater jedenfalls«, fügt er hinzu, »ich habe schon früher ein- oder zweimal mit ihm darüber gesprochen, und da hat er mir das auch selber ganz offen zugegeben, daß er gerne zu Ihnen ziehen würde — natürlich mit der strikten Weisung, Ihnen davon nichts zu sagen, weil er Sie nicht damit belasten will.«

Karl Grohmann hebt abwehrend die Hände. »Das ist leider vollkommen ausgeschlossen«, versichert er dem Arzt, »dafür wohnen wir einfach zu beengt.«

Zwar steht das Zimmer seiner Tochter seit ihrer Heirat leer. Aber sie hat sich gerade kürzlich mit ihrem kleinen Sohn zu Besuch angesagt, und da brauchen sie das Zimmer. Auch wäre eine solche »Einquartierung« für seine Frau zusätzlich zu ihrer Arbeit im Kindergarten einfach zu viel. Und wenn seinem Vater, was Gott verhüten möge, etwas zustoßen sollte, ausgerechnet wenn die Tochter da sei, würde der Junge das miterleben, und das sei bestimmt für ein Kind nicht gut.

»Ich weiß, daß mein Vater Altersheime nicht mag«, gibt er zu, »er hat mir das gesagt, als wir nach dem Tode meiner Mutter darüber sprachen. Aber seine Vorstellungen von solchen Heimen sind, soweit ich weiß, doch reichlich altmodisch. Heute gibt es sehr moderne und angenehme Häuser — das mit der Pflegestation ist übrigens eine sehr gute Idee, da braucht er nicht noch einmal zu wechseln, wenn es ihm gesundheitlich mal schlechter gehen sollte ...«

Er werde sich sogleich nach einem Heim umsehen, erklärt er dem Arzt, am besten in der Nähe von Düsseldorf, wo er bisher gewohnt hat, damit er den Kontakt mit seinen Freunden aufrecht erhalten kann. An den Kosten solle das jedenfalls nicht scheitern.

So geschieht es denn auch. Als Karl Grohmanns Vater aus dem Krankenhaus entlassen wird, bringt der Sohn ihn in ein modernes, hübsch eingerichtetes Altersheim mit angeschlossener Pflegestation am Rande von Düsseldorf. Dort lebt der Vater noch ein gutes halbes Jahr. Bereits nach drei Monaten wird er allerdings in die Pflegestation eingewiesen, weil sich sein Gehvermögen rapide verschlechtert hat. Er bewegt sich zu wenig. Und nach weiteren drei Monaten stirbt er.

Seinen Sohn hat er vierzehn Tage vor seinem Tode das letzte Mal gesehen, als dieser ihn mit seiner Frau im Heim besuchte. Als das nahende Ende sich abzeichnet und der Vater ihn noch einmal sprechen möchte, kann der Sohn nicht kommen, weil in seiner Firma gerade eine wichtige Sitzung stattfindet, bei der er nicht fehlen darf. Als er am Morgen des nächsten Tages dann nach Düsseldorf fährt, ist sein Vater bereits tot.

Die Familie hat keinen Platz

Es ist eine Geschichte, wie sie in der Bundesrepublik heute vermutlich jeden Tag passiert. Aber sie macht die Probleme deutlich, die einer Verwirklichung der Forderung entgegenstehen, Menschen »zu Hause, im vertrauten Kreis der Familie« sterben zu lassen.

Daß dies das beste ist, was einem Todkranken widerfahren kann, wird heute kaum noch bestritten. Wir wissen, daß die vertraute Umgebung bei Sterbenden die Angst vor dem bevorstehenden unbekannten Tod verringert. Außerdem zeigt die Fürsorge seiner Familie dem Sterbenden, daß er sich keine Vorwürfe zu machen braucht — auf diese Weise werden Schuldgefühle abgebaut, die viele Menschen auf dem Sterbebett belasten, weil sie sich plötzlich an Lieblosigkeiten erinnern, die sie begangen haben, weil ihnen

Unterlassungen und Versäumnisse einfallen, die ihnen den Abschied vom Leben erschweren.

Dr. Günther Leiner, studierter Mediziner, Psychologe, Pädagoge und Chefarzt des Instituts für Rheumatologie in Bad Hofgastein, bezeichnet den Tod im Kreis der Familie deshalb als »die humanste Form des Sterbens«, auch in der heutigen Zeit.

Der amerikanische Krankenhausseelsorger Raymond C. Carey kommt bei der Auswertung der Ergebnisse eines unter dem Kennwort »Leben-bis-zum-Tod-Programm« in seinem Krankenhaus durchgeführten Forschungsprojekts zu dem Ergebnis: »Am besten kann die Familie (dem Sterbenden) helfen, indem sie die … gefühlsmäßige und soziale Umgebung aufrechterhält, die mit dem vergangenen Lebensstil des Patienten übereinstimmt.«

Aber wenn Karl Grohmann nach seiner Entlassung aus dem Krankenhaus zu seinem Sohn zöge, käme er in Wahrheit ja gar nicht »nach Hause« — denn »zu Hause« war er bei sich in seiner kleinen Wohnung —, sondern er käme nur zum Sterben zu seinem Sohn. Und es erscheint mir fraglich, ob das wirklich menschlicher wäre als seine Unterbringung im Altersheim.

Hier wirkt sich die veränderte Struktur und die gesunkene Bedeutung der Familie in unserer Gesellschaft aus. Die früher auch in Mitteleuropa das Leben der Menschen bestimmende Großfamilie befindet sich heute selbst im Süden unseres Kontinents auf dem Rückzug. Und diese Entwicklung läßt sich angesichts der Forderung unserer Wirtschaft nach erhöhter Mobilität unserer Beschäftigten kaum rückgängig machen. Denn mobil sein bedeutet für eine Familie nun einmal, die Personenzahl zu begrenzen. Mit Großeltern, Enkeln, Onkeln und Tanten kann man nicht alle paar Jahre den Wohnsitz in einen anderen Beschäftigungsort verlegen.

Eltern und Kinder — von entfernteren Verwandten ganz zu schweigen —, die seit Jahren oder gar seit Jahrzehnten getrennt voneinander wohnen und leben, gehören daher nicht mehr in dem Sinne zusammen, wie das früher in der Großfamilie üblich war. Daher sind viele alte Menschen, die ihrem Tod entgegen gehen, in Wahrheit gar nicht mehr bei ihren Kindern »zu Hause«.

Hinzu kommt: Je kleiner die Familie, desto schwieriger ist es, in ihr Platz für einen Sterbenden zu finden. Denn die Aufnahme eines Todkranken erfordert ja nicht nur einen Raum, in dem dieser in Ruhe sterben kann — und schon der ist in der normalen deutschen Kleinwohnung kaum vorhanden —, sondern sie verlangt außerdem auch Menschen, die ihn betreuen und pflegen.

In der Großfamilie war das nie ein Problem. Da gab es immer Tanten, Cousinen, Töchter und Schwestern, die nicht geheiratet hatten oder arm verwitwet waren und daher in der Familie aufgenommen wurden und als Pflegerinnen zur Verfügung standen. Keineswegs immer freiwillig. Manche Tochter mußte die Mutter pflegen, weil sie halt die Tochter war, und durfte deshalb nicht heiraten. Heute entgehen solche Mädchen diesem Schicksal, weil sie auf eigenen Füßen stehen. Dafür gibt es heute in der Familie niemanden, der einen alten Menschen bis zum Tode pflegt.

Die beiden Eltern arbeiten meist. Arbeitet die Mutter nicht, ist sie mit dem Haushalt und der Erziehung der Kinder »voll ausgelastet«. Die Kinder gehen zur Schule und stehen dort unter Leistungsdruck. Oder sie befinden sich in der Ausbildung und wohnen dann meist nicht mehr daheim. Und selbst wenn sie dort noch wohnen, ist bei der distanzierten Einstellung der heutigen jungen Generation zu den Älteren kaum damit zu rechnen, daß sie sich zu einer solchen Tätigkeit bereit finden.

Hinzu kommt noch ein weiterer Umstand: Im Zuge des wachsenden Wohlstandes haben sich viele Bundesbürger daran gewöhnt, Tätigkeiten, die sie früher selbst übernahmen, an Dienstleistungsbetriebe zu übertragen. Neben der Bequemlichkeit spielt hier auch die Effizienz eine Rolle. Familienfeste werden in Restaurants gefeiert, Kinder kommen in Kliniken zu Welt und Todkranke sterben im Krankenhaus. Viele Bundesbürger halten gut ausgestattete Krankenanstalten grundsätzlich für besser geeignet, einen Sterbenden zu versorgen, als dessen Angehörige. Außerdem macht das diesen weniger Arbeit, und schließlich sind diese Institutionen dafür ja da.

Im Zuge der wachsenden Skepsis gegenüber der Technisierung und der zunehmenden Hinwendung vor allem junger Menschen zur nachbarlichen Humanität sind hier allerdings gewisse Ansätze zum Umdenken erkennbar. Aber der Prozeß vollzieht sich sehr langsam. Auch die Geburt daheim ist ja heute nach wie vor äußerst unpopulär — ob zu Recht oder zu Unrecht, steht hier nicht zur Debatte —, daher ist sie eine noch weitaus größere Ausnahme als das Sterben zu Hause. Und ich zweifle, ob sich dies in den kommenden Jahren grundlegend ändern wird, obwohl Geistliche, Psychologen und Wissenschaftler heute für das Sterben daheim in der Familie plädieren.

Von Sterbekliniken und professionellen Sterbebegleitern

Es entspricht dem praktischen Denken der Briten, daß sich in Großbritannien aus dem Krankenhaus die Sterbeklinik entwickelt hat. Leistungen lassen sich verbessern, wenn man sich spezialisiert. Auf spezielle Krankenhäuser für Kinder und Frauen, für Lungenkranke und Gehörlose folgte fast automatisch das Krankenhaus für Menschen, die im Sterben lagen. Die Einrichtung von Sterbekliniken entlastet die allgemeinen Krankenhäuser von Todkranken, spart damit Kosten und ermöglicht zugleich eine spezielle Ausbildung für Ärzte, Pfleger und Krankenschwestern, denen die Betreuung Todkranker obliegt.

Die Entwicklung in den USA ging mehr von den sich auf diesem Gebiet abzeichnenden kommerziellen Möglichkeiten aus. Wie zunächst die Beerdigung von Toten und danach die Errichtung und der Betrieb von »Seniorenstädten« für Alte hat sich hier inzwischen auch die Begleitung Sterbender zu einem einträglichen Dienstleistungsgewerbe entwickelt. Geschulte Sterbebegleiter betreuen Sterbende auf ihrem Weg in den Tod. Sie sind für ihren speziellen Beruf ausgebildet. Sie wissen, was Sterbende wünschen und brauchen, wie man sie am zweckmäßigsten behandelt, wie man mit ihnen redet. Und sie versehen ihren Dienst so, wie man es von ihnen erwartet: mit »Pietät und Takt«.

Sie werden von Firmen, die sich darauf spezialisiert haben, zur Verfügung gestellt. Natürlich gegen Entgelt. Diese Firmen nehmen den Angehörigen damit eine zeitraubende, oft als lästig und nicht selten als quälend empfundene Pflicht und Arbeit ab. In den USA machen sie damit ein gutes Geschäft.

Ich halte beide Methoden, sowohl Sterbekliniken als auch die professionelle Sterbebegleitung, für nicht akzeptable Alternativen. Sie stellen praktisch eine Institutionalisierung des Sterbens dar. Der Mensch wird als Datenträger zum reinen Versorgungs- und Betreuungsobjekt. Dabei erscheint mir die professionelle Sterbebegleitung besonders fragwürdig, weil sie unter dem Deckmantel von Fürsorge und freundschaftlicher Nächstenliebe den »Hinterbliebenen« auch noch das schlechte Gewissen dafür abnimmt, daß sie sich um den Sterbenden nicht gekümmert haben.

Jemand, der einfach zuhört

Am 1. Februar 1986 erscheint in der Wochenend-Beilage des *Hamburger Abendblatts*, eingeblockt in einen Bericht über die Leiden einer unheilbar kranken 24jährigen Frau folgender Hinweis:

> *Unsere Leserin Elisabeth Gruhne gründete im November 1983 einen Kreis von Damen, die schwerkranke und sterbende Menschen und deren Angehörige in schweren und letzten Stunden betreuen. Der Gruhne-Kreis hat seitdem sehr vielen Menschen beigestanden. Wer seine Hilfe sucht, kann unter folgender Telephonnummer (Nummer angegeben) um Hilfe bitten.*

Der Inhaber des angegebenen Telephonanschlusses ist ein pensionierter Ingenieur, der in einem Hamburger Vorort in der Nähe der Elbe wohnt. Seine Frau gehört zu den Mitgliedern des Gruhne-Kreises. Kurz nach der Gründung des Kreises stieg die Zahl seiner Mitglieder auf über sechzig. Heute sind noch ein Dutzend von ihnen aktiv.

Es sind ausnahmslos Frauen. Sie arbeiten ehrenamtlich. Wenn einer sie anruft, besuchen sie ihn, hören ihm zu, sprechen mit ihm.

»Eine medizinische Betreuung dürfen und können wir nicht leisten«, gibt Elisabeth Gruhne zu, »aber sonst tun wir alles, worum man uns bittet und was wir tun können — bis zum Handhalten …«

Körperliche Berührung gehört häufig dazu, erklärt sie mir. Ein Sterbender will die Nähe von Menschen spüren. Er hat Angst davor, allein gelassen zu werden, fürchtet sich vor Kälte, will Wärme fühlen.

Was die Gesprächsthemen angeht, so lassen sie den Sterbenden entscheiden, ob und worüber er sprechen möchte. »Manche wollen sich etwas von der Seele reden, was ihnen Sorge macht, und brauchen nur jemanden, der ihnen zuhört. Von anderen werden wir gebeten, etwas zu tun, was der Sterbende vergessen oder wozu er keine Zeit mehr gefunden hat, etwa Blumen auf ein Grab zu legen oder jemanden anzurufen und ihm zu sagen, daß der Sterbende an ihn denkt. Es gibt aber auch Menschen, die bitten, daß man ihnen etwas erzählt oder etwas vorliest, die wollen nur zuhören. Es ist ganz verschieden …«

Gläubigen Menschen fällt nach ihrer Erfahrung das Sterben leichter. »Sie fürchten sich zwar meist auch vor dem Sterben, aber nicht vor dem, was danach kommt.«

Die Mitglieder des Kreises versuchen jedoch nicht, einen Sterbenden zu etwas zu überreden. Von einer »Bekehrung« auf dem Sterbebett halten sie nichts. Sie gehören auch keineswegs alle der protestantischen Kirche an wie die Gründerin. Ihnen geht es nicht um ein frommes Werk im Dienste Gottes. Ihr Anliegen ist kein religiöses, sondern ein rein humanes. Ihnen geht es allein darum, daß einer, der stirbt, nicht allein gelassen wird, daß ein Mitmensch bei ihm ist, der ihn auf seinem schweren Weg, so gut er kann, begleitet.

Dem Kreis gehören nicht, wie ich zunächst angenommen hatte, nur ältere Menschen an, sondern auch jüngere sind dabei. Das erscheint mir wichtig. Denn es zeigt, daß es seinen Mitgliedern nicht um eine »Beschäftigung« geht, die sie von der sie belastenden Langeweile befreit (so wie früher ältere Damen Wollstrümpfe für die armen Negerkinder strickten), sondern um ein menschliches Anliegen.

Wichtig erscheint mir auch, daß die Mitglieder ehrenamtlich tätig werden. Sonst bestünde hier die Gefahr, daß solche Gruppen zur Vorstufe eines Interessenverbandes würden, der, von seiner Tätigkeit und den dabei entdeckten Bedürfnissen und Möglichkeiten ausgehend, auf einen »Bedarf« spekulierte, den er anmelden und als privater Dienstleistungsbetrieb oder öffentlicher »Leistungsträger« finanziell für sich ausnützen könnte. Die Folge davon wären dann am Ende professionelle Sterbebegleiter auf Krankenschein!

Eine solche Entwicklung wird von dem Hamburger Kreis grundsätzlich abgelehnt. Eine junge Frau, die sich unter dem Vorwand, über die Tätigkeit der Gruppe eine Doktorarbeit zu schreiben, um Informationen über ihre Organisations- und Arbeitsform bemühte, wurde von der Leiterin fortgeschickt, als erkennbar wurde, daß die angebliche Doktorandin in Wahrheit mit Hilfe der von ihr gesuchten Informationen einen gewerblichen Dienstleistungsbetrieb für Sterbebegleitung aufziehen wollte.

Den hier Engagierten geht es weder um materiellen Verdienst noch um eine grundsätzliche Änderung der heute bestehenden Zustände, sondern um private Menschlichkeit im nachbarlichen Bereich. Und es gibt inzwischen eine ganze Reihe ähnlicher Gruppen und Kreise in der Bundesrepublik, die sich auf rein privater Basis um Mitmenschen kümmern, deren Leben zu Ende geht, die jedoch keine Bleibe in der eigenen Familie haben. Ich bin ihnen in Westberlin, in einer Kleinstadt in Hessen wie in einem Dorf in Schleswig-Holstein begegnet.

Sie sind nirgendwo, soweit mir bekannt ist, in fester Form, etwa in Gestalt eines eingetragenen Vereins, organisiert. Sie haben sich auch nicht landes- oder bundesweit zusammengeschlossen, um ihre »Interessen« zu vertreten, sondern arbeiten offenbar fast überall auf vorwiegend nachbarschaftlicher Basis. Sie versuchen, eine Lücke zu schließen, die bei uns auf Grund der massengesellschaftlichen Entwicklung einerseits und der wachsenden Anonymität und damit Inhumanität des modernen Krankenhaustodes andererseits entstanden ist. Sie kommen damit der inzwischen auch von wissenschaftlicher Seite ausgesprochenen Empfehlung, Menschen bei sich zu Hause, im Kreis der Familie, sterben zu lassen, verhältnismäßig nahe. Und deshalb erscheinen mir solche Ansätze bemerkenswert.

Ob solche Beispiele Schule machen und von unserer Gesellschaft akzeptiert werden, bleibt abzuwarten. Sollte dies der Fall sein, würde ich es begrüßen. Voraussetzung wäre allerdings, daß es bei der bisherigen Form bleibt, daß daraus also keine organisierte »Bewegung« zur Betreuung Sterbender entsteht, die eines Tages womöglich öffentliche Anerkennung und dann finanzielle Unterstützung verlangt und am Ende gar noch erhält. Denn das würde dem Sinn einer Sterbebegleitung und der damit verbundenen Aufgabe für die Weiterlebenden zuwiderlaufen.

Sterben ist eine private Sache. »Ein jeder Mensch stirbt für sich allein«, wie Rainer Maria Rilke einmal gesagt hat. Daher haben der Staat, die Gesellschaft und ihre Institutionen beim Sterben eines Menschen nichts zu suchen. Wenn der einzelne ein Recht hat, über sein Sterben und seinen Tod zu bestimmen, wie ich das behaupte, dann hat er logischerweise auch keinen »Anspruch« auf Sterbebegleitung. Wird diese ihm gewährt, so geschieht das ohne rechtliche oder gesellschaftliche Verpflichtung, aus rein humanen, aus menschlichen Motiven.

VIII. Sterbebegleitung

Viktor Andersen*, 48 Jahre alt, von Beruf Verlagskaufmann, erkrankt an Krebs. Die ersten Anzeichen und Warnsignale der tückischen Krankheit nehmen weder er noch seine Frau Ingeborg wahr. Er war ein Jahr lang arbeitslos. Eines Tages erhält er auf eine Bewerbung hin ein Angebot, das seinen Fähigkeiten entspricht und ihn interessiert. Ein Verleger, der sich bisher ausschließlich auf dem inländischen Büchermarkt betätigt hat, will versuchen, in Frankreich Fuß zu fassen, und sucht dafür zunächst einen erfahrenen Mann mit Auslandserfahrung und Fremdsprachenkenntnissen für den Aufbau einer entsprechenden Abteilung in der Zentrale. Hier kann er seine in Frankreich und Spanien gewonnenen Erfahrungen nutzen.

Er nimmt das Angebot an und stürzt sich mit aller Kraft in die Arbeit. Als sich ausgerechnet jetzt Anzeichen seiner Krankheit bemerkbar machen, überspielt er sie, nimmt Pillen, läßt sich vom Arzt Tabletten gegen die zunehmenden Schmerzen und gegen die lähmende Müdigkeit verschreiben, die ihn gelegentlich überfällt. Die Arbeit ist ihm wichtiger. Und seine Frau, die die Schwächeanfälle wohl bemerkt, unterdrückt ihre wachsende Besorgnis. Sie versteht, daß nach einjähriger Arbeitslosigkeit Erfolg in der neuen Tätigkeit für ihn Priorität vor allem anderen hat.

Aber dann werden die Schmerzen so stark, und seine Kräfte lassen so rapide nach, daß eine Fortsetzung der Arbeit in dem bisherigen Tempo und Ausmaß einfach nicht mehr möglich ist. Nach einer gründlichen Untersuchung weist ein Facharzt ihn unverzüglich in ein Krankenhaus ein.

* Name wurde geändert

Dort wird er erneut untersucht; Röntgenaufnahmen werden gemacht, Bestrahlungen angesetzt, Medikamente verschrieben. Aber die Schmerzen nehmen weiter zu.

Getrieben von der Angst, seine Krankheit könne ihn die neue Stellung kosten, versucht er, vom Krankenhaus aus zu arbeiten. Seine Frau bringt ihm seine Unterlagen, sorgt dafür, daß er ein Telephon ans Bett bekommt. Er telephoniert mit dem Verleger, gibt Anregungen, arbeitet Vorschläge aus, bestellt sogar Mitarbeiter zu sich ins Krankenhaus.

Aber seine Konzentrationsfähigkeit läßt weiter nach. Die Zeiträume, in denen er noch zu fruchtbarer Arbeit fähig ist, werden immer kürzer. Auch die Sehkraft seiner Augen wird schlechter. Danach werden die Stimmbänder in Mitleidenschaft gezogen.

Medikamente wie Bestrahlungen bleiben jedoch erfolglos. Auf Fragen und Vorhaltungen, warum denn nicht etwas anderes unternommen wird, erhält seine Frau zunächst ausweichende Antworten. Dann sagt ihr der Chefarzt schließlich die Wahrheit: ihr Mann ist unheilbar an Krebs erkrankt; seine Lebenserwartung beträgt höchstens noch einige Wochen.

»Zuerst war das, als wenn mir einer was über einen fremden Menschen erzählt, als ginge mich das überhaupt nichts an«, sagt sie leise, als wir uns ein Jahr später darüber unterhalten, »ich habe mindestens 24 Stunden gebraucht, bis ich begriff, daß das Viktor und mich, daß das uns betraf ...«

Das Schwierigste ist für sie zunächst die Frage, ob sie ihrem Mann die Wahrheit über seinen Zustand sagen soll. »Der Arzt hat mich davor gewarnt. Die meisten Menschen vertrügen diese Wahrheit nicht, hatte er behauptet, die meisten wollten sie im Grunde auch gar nicht wissen. Auf der anderen Seite waren wir immer ehrlich zueinander gewesen, und die Vorstellung, daß ich ihn wochenlang anlügen sollte, noch dazu in den letzten Wochen, die wir zusammen hatten, war für mich einfach unerträglich.«

Trotzdem befolgt sie zunächst den Rat des Arztes. Sie

vermeidet das Thema nach Möglichkeit, geht auf ihn ein, wenn er über die Wiederaufnahme seiner Arbeit spricht, versucht sogar, zusammen mit ihm Pläne für ihren nächsten gemeinsamen Urlaub zu schmieden.

»Aber da hörte es dann auf, das konnte ich einfach nicht«, gesteht sie, »ich bin dafür wohl eine zu schlechte Schauspielerin, jedenfalls war ich das ihm gegenüber.«

Sie sagt ihm zwar noch immer nichts. Aber sie beteiligt sich nicht mehr an seinen Zukunftsträumen. Sie verstummt, wenn er von seiner zukünftigen Tätigkeit bei dem Verlag oder von ihrem nächsten Urlaub spricht, was er schließlich bemerkt.

Zunächst fragt er den Arzt. Aber der weicht ihm aus. Seine Krankheit sei zwar schwer, aber nicht hoffnungslos, versichert er ihm. Daraufhin fragt er sie. Und da sagt sie ihm die Wahrheit.

Die Nachricht löst bei ihm keinen Schock, keinen Verzweiflungsausbruch aus, wie sie es vorher befürchtet hat, auch keine Vorwürfe gegen die Ärzte oder gegen den Verlag, der sich inzwischen von ihm abgesetzt hat.

»Vielleicht war er dafür schon zu schwach«, sagt sie nachdenklich, »vielleicht hat er damals in Wahrheit auch schon geahnt, wie es um ihn stand. Er war nur traurig, deprimiert darüber, daß er nun all die Pläne, die er für uns gemacht hatte, nicht mehr verwirklichen konnte. ›Ich hatte noch so viel für uns vor‹, sagte er leise, als ich ihm von dem Urteil der Ärzte berichtete, aber das war im Grunde auch alles.«

Von da an wird ihm all das, was ihn bis dahin interessiert hat, von Tag zu Tag weniger wichtig, berichtet sie mir. Wenn sie ihm von technischen Neuerungen, vom wirtschaftlichen Aufschwung, von der politischen Entwicklung in Europa erzählt, hört er kaum zu. Statt dessen beobachtet er intensiv das Aufblühen einer Hyazinthe, die sie ihm mitgebracht hat, fragt sie, ob sie glaube, daß Pflanzen Empfindungen hätten, etwas spürten. Als sie von einer Wahl in Frankreich berichtet, erinnert er sie an ein Konzert mit

Werken von Débussy, das sie einmal zusammen in einem alten Schloß in der Provence gehört haben. Sie findet eine Kassette des Konzerts und bringt sie ihm mit, so daß er sie hören kann.

Die dreieinhalb Wochen bis zu seinem Tod sind ungeheuer anstrengend für sie, gibt sie mir zu. Sie unternimmt tausend Versuche, ihm den Aufenthalt im Krankenhaus wenigstens einigermaßen erträglich zu machen. Sie erreicht, wenn auch nur vorübergehend, daß man ihn in ein Einzelzimmer verlegt. Als das wieder rückgängig gemacht wird, bringt sie einen alten Wandschirm von daheim mit und stellt ihn, gegen den heimlichen Widerstand der Schwestern, zwischen seinem Bett und dem seines Zimmernachbarn auf, um ihm eine gewisse Privatsphäre zu schaffen.

Um mehr Zeit für ihn zu haben, beantragt sie bei der Firma, bei der sie arbeitet, unbezahlten Urlaub für sich, den man ihr, als sie den Grund nennt, auch zögernd gewährt. Die Bitte, ihr im Krankenhaus — gegen Bezahlung — gelegentlich eine Übernachtung zu ermöglichen, lehnt die Krankenhausverwaltung dagegen ab unter Hinweis auf den Platzmangel und um keinen Präzedenzfall zu schaffen.

Trotzdem möchte sie die Zeit nicht missen, versichert sie mir, als ich sie frage, wie sie diese Wochen physisch und seelisch durchgestanden habe.

»Zuerst war das Schlimmste für mich, daß ich dachte, ich kann nichts tun, um Viktor zu helfen«, erklärt sie mir zögernd, »aber das stimmt ja nicht, das weiß ich jetzt. Dasein, zuhören, gelegentlich etwas erzählen bedeutet ungeheuer viel für einen, der weiß, daß er sterben muß. Am schwierigsten war zu Anfang für mich, die Dinge, die ich erlebte, neu einzuordnen. Aber dabei habe ich viel gelernt, auch für mich. Und weil so vieles von dem, was uns bis dahin wichtig erschienen war, ihm jetzt ganz unwichtig war und umgekehrt, mußte ich auch mein Leben ganz neu bewerten. Ich wünschte nur, ich hätte über diese Dinge schon früher mal nachgedacht, dann hätte ich ihm besser helfen können ...«

Sterbebegleitung ist heute fast zu einem Schlagwort geworden. Das ist jedenfalls mein Eindruck. Im Zuge der Auseinandersetzung über Vorteile, Fehler und Gefahren der biologischen Lebensverlängerung mit Hilfe der medizinischen Technik ist die Kritik an der teilweise ungehemmten Aktivität der Mediziner auf diesem Gebiet immer lauter geworden. Und als Folge dieser Kritik verstärkt sich der Verdacht, daß vor allem in modernen, technisch gut ausgestatteten Krankenhäusern manche Ärzte die ihnen dort gebotenen Möglichkeiten in erster Linie nicht mehr zum Wohl des Patienten, sondern im Interesse medizinischer Experimente nutzen, daß sie den Patienten gleichsam als kostenloses Forschungsobjekt betrachten, ohne nach den Folgen ihrer Behandlung für ihn zu fragen.

Die erste Reaktion auf solche Kritik und auf diesen Verdacht ist die immer lauter erhobene Forderung nach der Sicherung eines »würdigen« und »humanen« Todes. Und dazu gehören nach heute vielleicht schon überwiegender Ansicht Sterbehilfe und Sterbebegleitung.

Worum es bei der — passiven wie aktiven — Sterbehilfe geht, wird in der Bundesrepublik seit Jahren erörtert und ist in den vorangegangenen Kapiteln des Buches ausführlich dargelegt worden. Über Form und Inhalt der Sterbebegleitung wird dagegen bei uns bisher kaum diskutiert. Da sie keinen Eingriff in das Leben bedeutet, ist sie praktisch unumstritten. Und da sie als humane Antwort auf die gelegentlich inhumanen Sterbebedingungen der wissenschaftlichen Medizin gilt, wird sie auch fast uneingeschränkt akzeptiert, jedenfalls als Forderung, als Verbesserungsvorschlag. Auch die Mediziner lehnen sich nicht dagegen auf, um sich nicht den Vorwurf der Inhumanität einzuhandeln. Höchstens Behörden, Krankenkassen und Hospitäler machen zuweilen vorsichtig Bedenken geltend, weil sie die damit verbundenen Kosten fürchten. Aber was bedeutet Sterbebegleitung? Was beinhaltet sie?

Anwesend sein, zuhören, erzählen, eventuell vorlesen, eventuell kleine Bitten erfüllen und Aufträge ausführen — das sind die gängigen Antworten, die man auf diese Frage erhält. Ob das ausreicht in einer Zeit, in der die Kluft zwischen Leben und Tod so tief ist wie kaum je zuvor, erscheint mir jedoch recht zweifelhaft. Einen Sterbenden auf seinem Weg in den Tod begleiten, um ihm dabei zu helfen, heißt doch, sich auf das einstellen, was ihn beschäftigt, was ihn ängstigt, auf die Dinge eingehen, die dem Sterbenden wichtig erscheinen und nicht dem, der ihn begleitet. Aber wie ist das Menschen möglich, die die Vorstellung des Sterbens und die Dimension des Todes so sorgfältig aus ihrem Leben ausschließen, wie wir das tun?

»Es ist äußerst wichtig, einen sterbenden Menschen anzusprechen und ihm zu sagen, daß der Tod an diesem Punkt kein Mythos ist, sondern daß er tatsächlich eintritt«, heißt es im »Totenbuch der Tibeter«.

Die alten Kulturen wußten, was es heißt, einen Menschen aus dem Leben in den Tod zu begleiten, weil die Menschen, die diese Kulturen prägten, sich während ihres Lebens mit Tod und Sterben beschäftigt hatten. Da die heute Lebenden diese Gedanken jedoch nach Möglichkeit aussparen, ist ein Gespräch zwischen dem, der fortgeht, und dem, der zurückbleibt, nicht einfach. Themen und Begriffe wie atomares Gleichgewicht, Energiegewinnung, drohende Erschöpfung der Rohstoffreserven, Stabilisierung des Welthandels, Gewinnmitnahmen, Umsatzerhöhung, die nachdenkliche Bundesbürger beschäftigen und regelmäßig in den Leitartikeln unserer seriösen Zeitungen auftauchen, bedeuten einem, der seinen Tod erwartet, mit Sicherheit nichts. Für ihn wichtige Dinge wie vielleicht die Frage nach der Empfindungsfähigkeit von Pflanzen dagegen erscheinen den meisten Lebenden vermutlich nur als Gedankenspielerei, wenn nicht sogar als Zeitverschwendung. Und selbst wenn der Sterbebegleiter nur zuhört — Sterbende spüren nach Feststellung unserer Wissenschaftler sehr genau, ob sie gehört und ob sie verstanden werden, wenn sie etwas sagen –, wie erkennt er, was dem Sterbenden wichtig ist?

Wenn wir uns schon dazu entschließen, Sterbebegleitung als sinnvoll und wichtig, als erstrebenswert anzuerkennen, und sei es auch nur als Gegengewicht gegen die bei uns überentwickelte technische Medizin, müßten wir eigentlich erst einmal darüber nachdenken, was ein solches Verhalten, eine solche »Tätigkeit« erfordert, was es voraussetzt und was es beinhaltet, ehe wir es als Antwort auf den Vorwurf der heute bei uns herrschenden Inhumanität beim Sterben proklamieren.

Wer die Wahrheit nicht wissen will

Es beginnt im Grunde schon mit der Frage, ob man einem unheilbar Kranken die Wahrheit sagen soll, ob man ihn darüber informieren darf und soll, daß sein Leben zu Ende geht.

Die Ärzte sind, wie schon an früherer Stelle erwähnt, hier geteilter Meinung. »Ich sage niemand, daß er nur noch kurze Zeit zu leben hat, auch wenn er die unverbrämte Wahrheit von mir verlangt«, hat der Chefarzt eines großen Hamburger Krankenhauses mir gegenüber einmal die Ansicht der einen Gruppe dargelegt, »denn ich habe in den vielen Jahren meiner Tätigkeit kaum jemand erlebt, der diese Wahrheit wirklich wissen wollte, selbst wenn er das behauptete. Fast alle hängen an der Illusion, daß es doch noch eine Chance gibt, und das erleichtert ihnen die letzten Tage.«

»Wenn ein unheilbar Kranker von mir die Wahrheit wissen will und ich den Eindruck habe, er meint das ehrlich, dann sage ich sie ihm«, hat mir demgegenüber ein alter Hausarzt in einem kleinen niedersächsischen Dorf als Angehöriger der anderen Gruppe versichert, »der Mensch hat ein Recht darauf, die Wahrheit über sich zu erfahren. Daß er eines Tages sterben muß, weiß er ohnehin. Und wie soll er sich auf seinen Tod vorbereiten, wenn ihm niemand sagt, daß er nicht mehr viel Zeit dafür hat?«

Auch hier bezieht das »Totenbuch der Tibeter« Stellung — im Sinne der Wahrheit: »Ist ein sterbender Mensch nicht im Koma oder sonst nicht ansprechbar, dann ist es wohl notwendig, ihm zu sagen, daß er stirbt. Es mag schwer fallen, diesen Schritt wirklich zu tun, aber wenn man ein Freund oder der Ehegatte ist, dann ist dies die größte Gelegenheit, wirklich Vertrauen zu vermitteln.«

Das Gegenargument derer, die für eine »Schonung« des Betroffenen sind, lautet: Die meisten Menschen heute wollen gar nicht wissen, daß ihre Uhr abgelaufen ist; und es ist auch nicht nötig, sie damit zu erschrecken; denn wir haben heute genügend Mittel, sie von der Agonie der Angst, die damit verbunden ist, zu verschonen. Nach ihrer Ansicht befreien unsere modernen Medikamente Sterbende ja nicht nur von körperlichen Schmerzen, sondern trüben auch ihr Bewußtsein so weit, daß sie das Nahen des Todes und die damit verbundene Todesangst gar nicht spüren.

Dieser Auffassung entspricht das Verhalten der wohl immer noch meisten Krankenschwestern und Pfleger in unseren Krankenhäusern wie auch vieler Angehöriger, die mit einem Sterbenden zu tun haben. Sie versuchen, ihn über das »hinwegzutrösten«, was auf ihn zukommt. »Passen Sie mal auf, morgen geht es Ihnen bestimmt wieder besser, und nächste Woche können Sie vielleicht sogar wieder aufstehen«, versichert die Krankenschwester dem Patienten, obwohl sie weiß, daß er die nächsten 48 Stunden nicht überleben wird. Und der Ehemann, die Tochter, die Mutter, der Sohn, sie verhalten sich genauso. Sie machen dem Sterbenden Hoffnung.

»Warum soll ich ihm sagen, daß er sterben muß«, lautet die Antwort, wenn man sie darauf anspricht, »das macht ihm doch bloß Angst, und das ist doch nicht nötig.«

Welche der beiden Ansichten die richtige, welcher der beiden vorgeschlagenen Wege der bessere ist, läßt sich schwer entscheiden. Es ist nämlich keineswegs sicher, ob unsere modernen Medikamente Sterbende tatsächlich auch von seelischen Leiden und Ängsten befreien, ob sie so tief in die Bereiche des Unbewußten hineinwirken, daß sie dem Sterbenden die Todesangst nehmen. Einige Sprecher der Industrie behaupten das zwar, bewiesen wurde es jedoch bisher nicht.

Außerdem wollen viele Sterbende über ihren wahren Zustand gar nicht informiert werden. Sie ziehen die Hoffnung auf eine Besserung vor, auch wenn ihnen diese nur vorgetäuscht wird. Das geben auch Ärzte zu, die dafür eintreten, dem Sterbenden die Wahrheit zu sagen,wenn er sie verlangt. Warum soll man diese Menschen zwingen, dem Tod ins Auge zu sehen, wenn sie es gar nicht wollen?

Der von der Ärztin Dr. Elisabeth Kübler-Ross vertretene Standpunkt, daß man einem Sterbenden seinen Tod nicht »stehlen« dürfe, indem man ihn über sein Nahen hinwegtäuscht, verlangt meines Erachtens eine »Erziehung zum Sterben«, die schon sehr früh einsetzen müßte. Und das erfordert ein völliges Umdenken in unserer Gesellschaft. Eine solche Entwicklung wäre zwar, wie ich meine, durchaus wünschenswert; ich bezweifle aber, ob sie sich in einem überschaubaren Zeitraum erreichen läßt.

Bei Menschen, die von ihrem bevorstehenden Tod nichts wissen wollen, geht es in erster Linie darum, daß man sie in den letzten Stunden und Tagen ihres Lebens nicht allein läßt, daß jemand bei ihnen ist, wenn der Tod naht. Der aber darf, wenn er wirklich eine Hilfe sein will, sich nicht selbst vor dem Sterben fürchten. Denn Angst ist übertragbar. Und guter Wille allein genügt nicht.

Hier liegt eines der entscheidenden Probleme für die Sterbebegleitung. Eine Hilfe kann für den Sterbenden nur sein, wer sich selbst vor dem Tod nicht fürchtet. Das aber tun viele von uns, vor allem die, die sich nie mit dem Sterben beschäftigt, die nie darüber nachgedacht, die sich nie damit auseinandergesetzt haben. Sterbebegleitung verlangt, daß der Begleiter sich von vielen Überlegungen löst, die sein Denken und Handeln im Alltag bestimmen wie berufliche Erfolgserlebnisse, Urlaubspläne, günstige Kaufgelegenheiten oder Sicherung von Besitz, und daß er sich statt dessen mit den Dingen beschäftigt, die den Sterbenden quälen wie die Angst vor dem Ungewissen oder vor der Einsamkeit.

Manchmal ist Schweigen besser

Dies erfordert Fähigkeiten, die den meisten von uns zwar vielleicht nicht abgehen, die aber in unserer heutigen Gesellschaft einen verhältnismäßig geringen Stellenwert besitzen, daher häufig nicht sonderlich gepflegt werden und unterentwickelt sind wie Konzentration auf Stille, Verzicht auf Ablenkung, äußerste Geduld an Stelle von Hast und Eile, die den Lebensrhythmus vieler heute maßgeblich prägen. Der einzelne, in der Massengesellschaft kaum noch wahrgenommen, und die kleine Zahl müssen zum Maßstab werden. An Stelle von Machbarkeit und Erfolgsträchtigkeit gewinnt die Frage nach dem Sinn plötzlich entscheidende Bedeutung.

Auch die Begriffe von Information und Kommunikation erhalten einen anderen Sinn. Wir reden heute sehr viel davon. Es gibt kaum eine Diskussion über notwendige Reformen und Verbesserungen, bei der nicht »mehr Informationen« für den Bürger und »bessere Kommunikation« zwischen den Generationen, zwischen Parteien und Wählern, zwischen Obrigkeit und Bürgern gefordert wird.

Für den Sterbenden ist all dies unwichtig. Es betrifft ihn nicht mehr. Deshalb sollte der Sterbebegleiter wenigstens versuchen, sich von dem Informationslärm abzusetzen, der heute von morgens bis abends auf uns alle einhämmert, sich nicht von ihm vereinnahmen zu lassen, wenn er es mit seiner Tätigkeit ernst meint, damit er den Sterbenden, dem ganz andere Dinge wichtig sind, nicht damit belästigt oder gar quält.

Auch mit sicherlich gut gemeinten Trostworten sollte er vorsichtig sein, weil diese in Wahrheit ja häufig Täuschungen sind. Und Täuschungen haben häufig Enttäuschungen zur Folge, gerade bei Menschen, die auf Grund ihrer Todesnähe oft besonders empfindsam und feinfühlig für Wahrheit und Unwahrheit sind.

Wenn der Sterbende etwas braucht, sind es behutsame Gespräche, sind es Informationen über Lebensinhalt und Lebenssinn. Und wer dazu nichts sagen kann, weil er sich damit nicht beschäftigt hat, hilft einem Sterbenden vermutlich besser mit Schweigen als mit Reden.

Mit der Kommunikation ist es ähnlich. Wir telephonieren heute von Erdteil zu Erdteil. Taxifahrer, Polizisten, Monteure unterrichten sich mit Hilfe von Walkie-talkies über Kilometer hinweg von dem, was sie gerade tun. Und manche junge Leute stülpen sich bereits »walkmen« über die Ohren, um sich gegen die Überfülle der sie bedrängenden Kommunikationsmöglichkeiten abzuschirmen. Trotzdem erschallt weiter der Ruf: Wir brauchen mehr Kommunikation. Fast panisch sucht der einzelne nach hastig geknüpften und daher meist rasch wieder abreißenden Kontakten, um seine zunehmende Vereinsamung im Unterhaltungs-, Werbe- und Informationslärm des Alltags zu überspielen.

Für Sterbende hat der Begriff der Kommunikation eine ganz andere Bedeutung. Sie haben weder die Zeit noch die Möglichkeit für rasch wechselnde, vielfältige und austauschbare Kontakte zur Überwindung ihrer Einsamkeit. Sie sind auf den einen angewiesen, der bei ihnen ist. Und der muß in der Lage sein, sie notfalls ohne Worte zu verstehen. Er muß sie seine Anwesenheit, seine Nähe spüren lassen ohne viel Gerede und ohne Lärm. Er muß Stille akzeptieren können, die heute vielen von uns so bedrohlich erscheint, so daß wir mit allen Mitteln versuchen, sie zu vertreiben. Sterbende brauchen oft Stille, um sich selbst zu finden. Und sie sind darauf angewiesen, daß ihr Begleiter ihre Bedürfnisse begreift, ohne von ihnen über konkrete Einzelheiten »informiert« zu werden.

Sterbebegleitung erfordert eine ungeheure Aufmerksamkeit, die viele von uns, wie ich fürchte, erst wieder lernen müssen. Denn wir haben uns daran gewöhnt, daß man uns etwas »anbietet«: Dinge, die man uns verkaufen, mit denen man uns unterhalten, mit denen man uns beschäftigen will. Wir leben heute in einer »Angebots«-Gesellschaft. Daher verlangen viele neben mehr Informationen und besseren Kommunikationsmöglichkeiten auch zusätzliche »Angebote« oder bemängeln das angebliche Fehlen von ihnen.

Einem Sterbenden kann man jedoch nichts mehr »anbieten«. Denn er hat keine Wahl mehr. Vor ihm liegt nur ein Weg, den er gehen muß, ob es ihm nun gefällt oder nicht. Damit muß sich auch der abfinden, der ihn auf diesem Weg zu begleiten versucht. Auch das fällt jedoch vielen von uns heute nicht leicht, weil wir als Bürger einer wohlhabenden Industriegesellschaft an Angebote und Auswahl einfach gewöhnt sind.

Schließlich verlangt Sterbebegleitung Demut von dem, der sie übernimmt. Und daß diese heute bei uns etwas sehr Seltenes und Ungewöhnliches ist, zeigt schon die Tatsache, daß das Wort Demut bei uns kaum noch benutzt wird. Als ein bekannter Physiker 1986 nach dem Kernkraftunglück in der Sowjetunion im Hinblick auf unsere wieder erkennbar gewordene Abhängigkeit von Windrichtungen in einem Vortrag fordert, bei allem technischen Fortschritt nicht die Demut vor der Natur zu verlieren, kommentiert ein etwa 20jähriger junger Mann, der neben mir sitzt, kopfschüttelnd: »Der stammt ja aus dem 19. Jahrhundert! Demut — so was gehört in die Bibel oder meinetwegen in Goethes ›Faust‹, aber doch nicht in ein wissenschaftliches Referat!«

Die Zeit ist nicht berechenbar

Nicht nur die Wertbegriffe, sondern auch die Zeitmaßstäbe sind bei der Sterbebegleitung andere als in unserem normalen Alltagsleben. Sterbebegleitung verlangt Zeit. Und zwar nicht Zeit im Sinne einer »berechenbaren Größe«, sondern in unberechenbarem Ausmaß. Wer sich auf die Begleitung eines Sterbenden einläßt, liefert sich einer von

Menschen unabhängigen Entscheidung Gottes, der Natur, des Schicksals aus.

Der Frau eines inzwischen verstorbenen Freundes von mir hatte der Arzt versichert, ihr Mann habe nur noch ein paar Tage, im Höchstfall vielleicht eine Woche zu leben. Der Mann lebte jedoch noch anderthalb Monate — zur Überraschung der Mediziner.

Der Sterbebegleiter kann hier weder »eingreifen«, wie der Arzt es könnte, noch kann er, wenn er seine Aufgabe ernst nimmt, sich von dem Sterbenden »absetzen«. Wer die Sterbebegleitung abbricht, weil er einen »unaufschiebbaren Termin« hat, der läßt den Sterbenden im Stich, der »verrät« ihn. Und das läßt sich nicht wiedergutmachen.

Man kann eine Schulstunde ausfallen lassen, einen Vortragsabend im Altersheim verschieben, für eine zugesagte Reparaturarbeit einen neuen Termin vereinbaren, denn zwischen Lebenden läßt sich fast alles Versäumte nachholen. »Das erkläre ich euch in der nächsten Woche«, versichert der Lehrer, der eine Schulstunde ausfallen läßt. Der Vortragsabend im Altersheim findet eine Woche später statt. Die Verschiebung der Reparatur hat möglicherweise Schäden zur Folge, doch die lassen sich beseitigen. Sterbende haben jedoch kein »Morgen« mehr. Ihre Uhr läuft unaufhaltsam ab. An ihnen begangene Versäumnisse lassen sich daher meist nicht mehr korrigieren.

Der technische Fortschritt der letzten Jahrzehnte hat dazu geführt, daß der moderne Bürger Irrtümer, Versäumnisse und Fehler in wachsendem Maße als »korrigierbar« betrachtet. Selbst die durch Unfälle in Kernkraftwerken verursachten Schäden gelten zwar als gefährlich, aber unter Einsatz entsprechender wissenschaftlich ausgeklügelter Gegenmaßnahmen als zum mindesten »eingrenzbar«. Und die von den Atomwaffen ausgehenden Gefahren einer Zerstörung der Erde ängstigen viele von uns zwar, aber der weitverbreitete Glaube, daß für uns Menschen fast alles »machbar« sei, hat inzwischen dazu geführt, daß wir den Pegel des »atomaren Gleichgewichts des Schreckens« trotz aller Befürchtungen immer höher schrauben in der offenbar durch nichts zu erschütternden Zuversicht, am Ende würden wir auch mit einem atomaren Holocaust schon auf irgendeine Weise fertig werden.

Lediglich gegen den Tod ist, das können auch die Fortschrittgläubigsten unter uns nicht bestreiten, noch immer »kein Kraut gewachsen«. Mit Hilfe der Medizin können wir ihn zwar hinausschieben. Wir könnnen ihn auch beschleunigen. Aber aufhalten können wir ihn nicht. Hier ist die Grenze der »Machbarkeit« für uns erreicht.

Daher ist der Sterbebegleiter abhängig von Kräften, die er nicht beeinflussen kann. Und das hat unter anderem auch zur Folge, daß die dafür benötigte Zeit für ihn nicht »verfügbar« ist. Die Geburt eines Menschen dauert sechs, zehn, auch einmal 18 oder gar 24 Stunden. Sein Sterben kann dagegen Wochen, ja Monate dauern. Und wer eine künstliche Verkürzung, also aktive Sterbehilfe, ablehnt, der muß sich damit abfinden, daß die für die Begleitung des Sterbenden benötigte Zeit nicht berechenbar ist.

Der Staat hat hier nichts zu suchen

Für eine Gesellschaft, die dem einzelnen das Recht abspricht, über die Beendigung seines Lebens selbst frei zu verfügen, ist Sterbebegleitung im Rahmen der Familie, und wo dies nicht möglich ist, in entsprechend ausgestatteten Krankenhäusern, Sterbekliniken oder Pflegeheimen der, wie auch ich meine, beste Weg, ein humanes Sterben möglich zu machen. Weil es den Sterbenden nicht mit Apparaten, Experten und Dienstleistenden umgibt, sondern mit Menschen. Und weil dadurch die höchstpersönliche, private Natur des Sterbens berücksichtigt wird, soweit dies in einer zunehmend anonymer werdenden Massengesellschaft wie der unseren noch möglich ist.

Nur meine ich, wir müssen uns über die Natur der Sterbebegleitung klar sein, sonst laufen wir Gefahr, daß sie zu einer nicht nur wirkungslosen, sondern sogar schädlichen

Einrichtung wird, die lediglich den Weiterlebenden als Feigenblatt dient, die den Sterbenden, denen sie helfen soll, in Wahrheit jedoch gar nichts nützt.

In einer »durchorganisierten« Gesellschaft wie der unseren passiert so etwas leicht. Das zeigt sich zum Beispiel bei der Entwicklung der Bewährungshilfe. Auch da sollten Menschen ursprünglich anderen Menschen bei der Überwindung ihrer persönlichen Schwierigkeiten helfen. Doch anstatt die Aufgabe in den Händen dieser Menschen zu belassen, bemächtigte sich unsere staatliche Verwaltung der Aufgabe, schuf einen Apparat, organisierte eine Institution und beeinträchtigte damit entscheidend die Erfolgsaussichten des von Menschen für Menschen entwickelten Konzepts. Heute werden die Bewährungshelfer von der Behörde als »Experten« eingesetzt, und die von ihnen Betreuten sind »amtlich registrierte Fälle«. Aus dem ursprünglich vorgesehenen menschlichen Hilfsverhältnis ist eine behördlich geregelte Amtsbeziehung geworden, die menschliche Aufgaben nur noch in beschränktem Maße wahrnehmen und vielen, denen geholfen werden könnte, in der Praxis nicht helfen kann.

Eine ähnliche Entwicklung wäre zu befürchten, wenn wir die Sterbebegleitung »organisierten«, wenn wir die rein private und rein menschliche Natur einer solchen »Tätigkeit« übersähen oder vergäßen, wenn wir versuchten, auf diesem Wege einen billigen Ausweg für unsere Hilflosigkeit gegenüber der Forderung nach einem humanen Sterben in unserer Zeit zu finden.

Einem Menschen, der stirbt, zuzuhören, ihm die eigene Anwesenheit deutlich zu machen, ohne etwas zu fordern, einfach nur da zu sein, sich seinen Bedürfnissen unterzuordnen, ohne ihm eigene Vorstellungen oder angebliches Wissen aufzudrängen, das kann man weder lehren noch organisieren. Um das zu ermöglichen, müßten wir uns auf jene einfache menschliche Humanität zurückbesinnen, von der wir heute zwar viel reden, aber nur mehr wenig wissen. Da liegt die Schwierigkeit. Aber da liegt auch die Aufgabe.

IX. Zehn Forderungen

Zusammenfassend ist somit folgendes festzustellen:

Sterben ist eine private Sache. Sie geht nur den Sterbenden, seine Familie, Angehörige und Freunde, nicht aber den Staat und die Gesellschaft etwas an. Der Staat hat kein Recht, das Sterben seiner Bürger zu reglementieren. Seine Aufgabe beschränkt sich darauf, seine Bürger davor zu schützen, daß Verbrecher oder auch nur Unbefugte, also etwa materiell interessierte Organisationen, von seinem Sterben profitieren. Und er ist verpflichtet, alles zu tun, was die Humanität des Sterbens bewahrt und sie da wiederherstellt, wo sie verlorenging.

Es ist Sache des einzelnen, nicht der anonymen »Gesellschaft«, die so gern in Anspruch genommen wird, wenn es um Schuldzuweisungen oder Verpflichtungen geht, es ist Sache von uns Bürgern, angesichts der ständig größer werdenden medizinischen Möglichkeiten humane Sterbensformen zu entwickeln. Staat und Gesellschaft haben nur dafür zu sorgen, daß der einzelne diese Möglichkeiten nutzen kann.

Auf diesem Gebiet besteht allerdings heute in der Bundesrepublik ein nicht unerheblicher Nachholbedarf. Der Bürger braucht Schutz, nicht Bevormundung auf dem Weg in den Tod, und zwar nicht nur Schutz vor Erbschleichern und Betrügern, sondern auch Schutz vor der Anmaßung der Bürokraten, der Feigheit und Gleichgültigkeit der Politiker, der Arroganz der Richter und einer zuweilen hemmungslosen Neugier der Mediziner. Und er braucht staatliche Unterstützung für Schritte in Richtung auf eine Humanisierung der Sterbebedingungen in unserem Land.

Hier gibt es einiges zu tun. Ich habe deshalb einige Maßnahmen, die mir besonders dringlich erscheinen, in einem kurzen Katalog zusammengestellt.

1. Eine Garantie für die Würde des Sterbens gehört ins Grundgesetz

Artikel 2 unseres Grundgesetzes sollte durch einen kurzen Absatz ergänzt werden, der dem Bürger entsprechend dem ihm zugebilligten Recht auf Leben auch das Recht auf einen würdigen Tod zuspricht und garantiert.

Zur freien Entfaltung der Persönlichkeit gemäß Artikel 2 Abs. 1 Grundgesetz gehört auch das Recht des einzelnen, über Art und Weise der Beendigung seines Lebens zu bestimmen, soweit ihm die Natur die Möglichkeit dazu gibt und er davon Gebrauch machen will. Aber auch in einem demokratischen Staat entwickelt die Obrigkeit immer wieder Gelüste, ihre Weisungsbefugnis gegenüber dem Bürger auf Kosten seines Selbstbestimmungsrechtes auszudehnen. Außerdem gibt es Interessengruppen (Kirchen, Ärzte, Politiker, Juristen, die medizinische Wissenschaft, die Industrie), die versuchen, aus moralischen, aber auch aus materiellen Gründen hier Einfluß zu gewinnen und Vorschriften auf diesem Gebiet entsprechend ihren Bedürfnissen zu beeinflussen.

So lange sich der einzelne ihren Wünschen freiwillig fügt, ist dagegen nichts einzuwenden. Wer dagegen das Recht, über sein Lebensende zu bestimmen, selbst in Anspruch nehmen will, braucht Schutz. Schutz vor Krankenhäusern und Ärzten, die sein Leben gegen seinen Willen verlängern wollen; Schutz vor Geistlichen und Priestern, die sein Lebensrecht in eine Lebenspflicht verwandeln wollen; Schutz vor einer Obrigkeit, die Sterbehilfe zu unterbinden sucht, weil die Politiker zu feige sind, darüber zu diskutieren. Solchen Schutz würde ein in der Verfassung verankertes Grundrecht auf einen würdigen Tod in ausreichendem Maße gewähren.

2. Selbstbestimmungsrecht für Todkranke

Wer für den Fall einer unheilbaren Krankheit oder Verletzung eine künstliche Verlängerung seines Lebens mit Hilfe von Apparaten und Medikamenten untersagt, hat Anspruch auf Berücksichtigung seines Willens. Die Medizin hat kein Recht, das Leben eines Sterbenden gegen seinen Willen zu verlängern.

Dieser Anspruch muß durch Gesetz oder durch eine Rechtsverordnung offiziell anerkannt werden, um solche Ärzte vor einer Strafverfolgung zu schützen, die sich nach dem Willen des Patienten richten, und um auf der anderen Seite handlungsunfähige Bürger vor einer Vergewaltigung durch handlungsbesessene und selbstherrliche Mediziner zu bewahren.

Eine solche Anerkennung entspricht dem Selbstbestimmungsrecht des Bürgers, wie es unsere Verfassung garantiert, und ergibt sich außerdem aus der fortlaufenden Rechtsprechung oberster deutscher Gerichte, die einem Patienten das Recht zubilligen, eine Operation auch dann zu untersagen, wenn sie für die Erhaltung seines Lebens notwendig ist.

Wenn ein Patient eine sein Leben rettende Operation ablehnen kann, muß er auch das Recht haben, eine künstliche Verlängerung seines Lebens mit Hilfe von Apparaten und Medikamenten zu untersagen. Das entspricht der Logik. Und daß er dies durch eine »Verfügung unter Lebenden« für den Fall einer Bewußtlosigkeit vorher rechtsverbindlich festlegen kann, entspricht der juristischen Anerkennung des Testaments in unserem Recht. In beiden verfügt der Bürger über seinen Besitz, im Testament über seine materielle Habe, in der Verfügung unter Lebenden über das immaterielle Rechtsgut seines Lebens.

Um zu verhindern, daß Ärzte sich über eine solche Verfügung hinwegsetzen, sollte ihre Mißachtung nach amerikanischem Vorbild unter Strafe gestellt werden.

3. Offene Diskussion über Sterben und Tod

Wer erreichen will, daß den Menschen in unserer Gesellschaft das Sterben leichter gemacht wird, muß zunächst dafür sorgen, daß die Sterbehilfe in der Bundesrepublik enttabuisiert und daß über Sterben und Tod offen geredet wird, anstatt dieses Thema zu verdrängen, wie das zur Zeit weitgehend geschieht.

Das muß bereits in der Schule beginnen. Kinder müssen erfahren, was Geistesschwachen und -kranken im Dritten Reich unter dem Stichwort »Gnadentod« angetan worden ist, um zu erkennen, wohin ein Mißbrauch der Euthanasie führen kann. Auf der anderen Seite muß der erwachsene Bürger durch die Politiker wie durch die Medien offen über die heute bestehenden Möglichkeiten zur Linderung von Schmerzen und zur Verkürzung von Leiden informiert werden, damit er sich selbst ein Urteil über die damit verbundenen Vor- und Nachteile bilden kann.

Denn Entscheidungen auf diesem höchst persönlichen, allein den einzelnen betreffenden Gebiet obliegen weder Experten noch der Obrigkeit, sondern allein dem Bürger, in dessen Händen ohnehin laut Verfassung die Staatsgewalt liegt (oder liegen sollte). Aber um solche Entscheidungen treffen zu können, muß er sich mit dem Sterben beschäftigen, muß er wieder lernen, den Tod in sein Leben einzubeziehen, wie das früher selbstverständlich war.

Zwei Drittel aller Bundesbürger billigen oder wünschen heute die Zulassung der Sterbehilfe sogar in aktiver Form. Da die Staatsgewalt laut Artikel 20 Grundgesetz vom Volke ausgeht, sind Parlament und Regierung zumindest verpflichtet, dieses Thema öffentlich zu diskutieren und es nicht aus Feigheit oder ideologischen Erwägungen totzuschweigen, wie das bisher geschieht.

4. Wissen schaffen über das Sterben

Einer der Hauptgründe für das weitverbreitete Mißtrauen offizieller Stellen gegenüber der Sterbehilfe bei uns ist vermutlich die Unwissenheit. Wir wissen zwar, wie es auf dem Mond aussieht, und sind dabei, in Erfahrung zu bringen, was auf dem Mars und der Venus vorgeht. Aber über das Sterben wissen wir kaum etwas. Die »Thanatologie«, die Wissenschaft vom Sterben, ist bis heute ein Stiefkind in der Bundesrepublik. Es fehlt an Lehrstühlen und an Forschungen wie an Geld dafür.

Dabei könnten Erkenntnisse auf diesem Gebiet Millionen Menschen das Sterben erleichtern. Denn sie könnten uns lehren, was ein Sterbender empfindet, was er braucht und wie die Umwelt, von der Familie bis zum Krankenhaus, ihm am besten helfen kann. Darüber hinaus könnten solche Erkenntnisse auch dazu beitragen, den Lebenden die Angst vor dem Sterben zu nehmen oder sie wenigstens zu verringern.

Daß die Sterbewissenschaft bei uns trotzdem bisher ein solches Stiefkind geblieben ist, liegt vermutlich nicht zuletzt auch daran, daß sie in erster Linie humane und nicht ökonomische Ziele verfolgt. Daher ist auch nicht damit zu rechnen, daß die Industrie sie finanziell unterstützt. Denn diese stellt Geld für wissenschaftliche Forschungen meist nur dann zur Verfügung, wenn die Geldgeber hoffen, von den Forschungsergebnissen finanziell zu profitieren.

Unter diesen Umständen gehört die Förderung der Thanatologie zu den Obliegenheiten des Staates. Denn Aufgabe des Staates ist nicht nur eine Steigerung des materiellen Wohlstandes seiner Bürger, sondern auch die Sorge für humane Lebensbedingungen. Und dazu gehört auch mehr Wissen vom Sterben, um dem Tod nach Möglichkeit seine Schrecken und den Lebenden die Angst vor ihm zu nehmen.

5. Ein Menschenschutzgesetz

Tierschützer kämpfen seit Jahren gegen Tierversuche im Interesse der Wissenschaft — mit unterschiedlichem Erfolg. Für den Schutz von Menschen vor Mißbrauch im Interesse der Wissenschaft engagiert sich bisher kaum jemand. Mir erscheint ein Menschenschutzgesetz jedoch inzwischen überfällig.

Die medizinische Wissenschaft hat in den vergangenen Jahrzehnten Apparate und Medikamente entwickelt, die es ermöglichen, tödlich Verletzte, unheilbar Kranke zu retten, die es aber auch möglich machen, Sterbende, Halbtote tage-, wochen-, ja gelegentlich sogar monatelang am Leben zu erhalten, was in manchen Fällen für die Betroffenen nur noch eine Qual ist. Trotzdem wird die Behandlung fortgesetzt. Es werden sogar Organe verpflanzt, demnächst sogar vielleicht Gene manipuliert, vielfach nur aus ärztlichem Ehrgeiz oder medizinischer Neugier, ohne Rücksicht auf den betroffenen Menschen.

Hier ist ein Gesetz nötig, das Maßnahmen zur bloßen Lebensverlängerung bereits sterbender Menschen, die ihm nur Qualen verursachen, untersagt, und, wo nötig, unter Strafe stellt. Daß ein solches Verbot nicht auf Fälle Anwendung findet, in denen noch Hoffnung besteht, einen Schwerkranken in ein lebenswertes Leben zurückzuholen, läßt sich durch eine entsprechende Formulierung des Gesetzes absichern.

Die bereits geforderte Anerkennung der Verfügung unter Lebenden erübrigt ein solches Gesetz nicht. Es gibt viele Menschen, die sich zum Verfassen einer solchen Verfügung nicht in der Lage fühlen. Sie müssen, wenn sie in eine solche Situation geraten, vor ärztlichem Ehrgeiz und wissenschaftlicher Brutalität geschützt werden, auch wenn die Mediziner, gegen die so ein Gesetz sich richtet, angesichts der vielen humanen Ärzte, die Menschen beim und zum Sterben helfen, vorläufig nur eine Minderheit sind.

6. Strafbarkeit bei Tötung auf Verlangen einschränken

Wer einen Menschen auf dessen Bitte, Ersuchen oder Verlangen hin tötet, wird nach deutschem Recht auch dann bestraft, wenn er die Tat nur begeht, um dem darum Bittenden zu helfen. Das Motiv seines Handelns entlastet ihn nicht.

Diese antiquierte und undifferenzierte Vorschrift dient weder den Interessen des Betroffenen noch dem Schutzbedürfnis der Gesellschaft. Der Wunsch eines Menschen zu sterben, aus welchen Gründen auch immer, ist weder unmoralisch noch kriminell. Daher ist es nicht Aufgabe des Staates, seine Erfüllung zu verhindern.

Geschützt werden müssen Bürger und Gesellschaft lediglich vor mißbräuchlicher Ausnutzung solche Todeswünsche. Deshalb ist hier eine Differenzierung dringend geboten; beim gewöhnlichen Tötungsdelikt wird ja auch auf das Motiv des Täters abgestellt und dementsprechend zwischen Mord und Totschlag unterschieden.

Deshalb sollte der § 216 StGB umgehend durch einen Zusatz ergänzt werden, der entsprechend dem 1982 ausgearbeiteten Vorschlag der *Humanistischen Union* lauten könnte: »Der Täter handelt nicht rechtswidrig, wenn er die Tat begangen hat, um einen menschenwürdigen Tod zu ermöglichen.«

Eine derartige Rechtfertigung entspricht einmal dem Anspruch jedes Menschen auf einen würdigen Tod. Sie nimmt ferner einer Tötung aus humanem Motiv den sie heute belastenden Verbrechenscharakter. Schließlich stellt sie den Anspruch des einzelnen auf menschliche Hilfe über das vom Staat verkörperte Ordnungsprinzip. Sie macht außerdem deutlich, daß Leben nicht, wie von den Regierenden vielfach behauptet, eine Pflicht, sondern ein Recht des Menschen darstellt.

7. Den Makel der gemeinen Straftat tilgen

Sollte der Gesetzgeber an der Strafbarkeit festhalten, müßte wenigstens das für die Tötung auf Verlangen völlig antiquierte Strafmaß korrigiert werden. Die im deutschen Strafrecht dafür vorgesehene Mindeststrafe beträgt gemäß § 216 StGB sechs Monate Haft. Mildernde Umstände gibt es nicht. Auch dies entspricht nicht dem Schutzbedürfnis des Bürgers, sondern dem Ordnungsverlangen der Obrigkeit. Da man den Toten selbst für sein »ungebührliches« Sterben nicht mehr bestrafen kann, schickt man dafür seinen Helfer für mindestens sechs Monate ins Gefängnis.

Eine derart hohe Mindeststrafe engt den Richter in unangemessener Weise ein. Bei einer Tötung auf Verlangen handelt es sich kaum je um ein gemeines Verbrechen, sondern fast immer um eine Tat, die nicht aus eigensüchtigen, sondern aus altruistischen Erwägungen heraus begangen wurde. Dafür ist eine so hoch angesetzte Mindeststrafe jedoch unangebracht. Außerdem obliegt es hier vor allem dem Richter, eine der Tat im Einzelfall entsprechende Strafe zu finden.

In vielen Fällen dürfte eine symbolische Haftstrafe von einem Tag völlig ausreichen, da der Täter durch das, was er tun zu müssen glaubte, bereits genug »bestraft« ist. Und eine Wiederholungs- oder Nachahmungsgefahr, vor der die Gesellschaft durch eine höhere Strafe geschützt werden müßte, entfällt ja bei dieser Art von Tat.

Benachbarte Demokratien wie Schweden, die Schweiz, Holland und Frankreich haben die Mindeststrafe für dieses Delikt längst entsprechend reduziert. Es ist an der Zeit, daß die Bundesrepublik ihnen endlich folgt, um dadurch die Tötung auf Verlangen aus der Gruppe gemeiner Straftaten herauszunehmen, zu denen sie heute bei uns noch immer zu Unrecht gerechnet wird.

8. Ausbildung zu Sterbehelfern

Ärzte, Pfleger, Krankenschwestern werden ausgebildet, um Menschen zu heilen. Das ist verständlich und richtig. Aber da nicht alle Erkrankten heilbar sind, müssen Ärzte wie Pflegepersonal immer wieder auch Sterbende behandeln und betreuen. Hierauf sind jedoch nur wenige vorbereitet. Und darunter leiden sowohl die Betreuten als die sie Betreuenden.

Eine gründliche Anleitung und Unterweisung, wie Sterbende zu behandeln sind, gehört deshalb in jedes Ausbildungsprogramm für Ärzte und Krankenhauspersonal. Bundesdeutsche Ärzteverbände haben dies wiederholt gefordert. Und es ist unverständlich, warum Bundes- und Länderregierungen, Universitäten, Fachschulen und Krankenhäuser dies nicht längst veranlaßt haben.

Zu einer derartigen Ausbildung gehört nicht nur eine medizinisch-technische Unterweisung im Hinblick auf Wirkung und Verabreichung schmerzlindernder und das Bewußtsein schwächender Medikamente. Sondern dazu gehört vor allem auch die bisher weitgehend vernachlässigte Unterrichtung der Mediziner und ihrer Hilfskräfte über die psychischen Bedürfnisse von Sterbenden und ihre psychologische Behandlung.

Die Einführung eines Unterrichts- und Prüfungsfaches etwa unter dem Titel »Behandlung Sterbender« hätte eine bessere Betreuung der Sterbenden wie eine Entlastung der sie Behandelnden zur Folge. Sie könnte außerdem vermutlich dazu beitragen, daß Todkranke seltener als bisher gegen ihren Willen künstlich am Leben gehalten werden, weil Ärzte, Pfleger und Schwestern dann besser beurteilen könnten, ob ein Kranker noch leben oder ob er sterben will, und weil sie dann eher in der Lage wären, auf seine Wünsche einzugehen.

9. Platz für Sterbende in Krankenhäusern

In Krankenhäusern Sterbende gehören nicht in Abstellkammern, auch wenn ihre Anwesenheit möglicherweise den Krankenhausbetrieb »stört«. Sie sollten auch nicht mit anderen Patienten zusammen in einem Zimmer untergebracht bleiben, weil das Miterleben des Sterbens die Gesundung anderer erfahrungsgemäß nicht selten erschwert, und weil Sterbende selbst vielfach unter der Anwesenheit von Fremden in ihrem Zimmer leiden. Deshalb brauchen unsere Krankenhäuser mehr Platz für Menschen, die in ihnen sterben.

Eine Möglichkeit dafür ist die Schaffung von Sterbezimmern. Sie dürfen jeweils nur für einen Patienten bestimmt und sollten nach Möglichkeit etwas wohnlicher eingerichtet sein als die normalen Krankenzimmer. Sie sollten außerdem unter allen Umständen mit einer Übernachtungsmöglichkeit für einen Angehörigen oder einen nahen Freund des Sterbenden ausgestattet sein.

Eine andere Möglichkeit besteht in der Verlegung des oder der jeweiligen Mitpatienten aus dem Zimmer des Sterbenden, so daß dieser allein bleibt. Dies ist vermutlich humaner, weil es den Sterbenden vor dem Stigma bewahrt, das Sterbezimmern vielfach anhaftet. In jedem Fall muß dafür gesorgt werden, daß ein Schwerstkranker ein Einzelzimmer erhält, in dem er (wenn er dies will) allein sein kann, wenn er stirbt.

Die Schaffung von Sterbezimmern sollte allen Krankenhäusern von der zuständigen Aufsichtsbehörde genauso zur Pflicht gemacht werden wie die hygienische Ausstattung, da die Betreuung Sterbender genauso zu den Aufgaben eines Hospitals gehört wie die Heilung von Kranken. Die Zahl solcher Zimmer wäre entsprechend dem Bedarf des einzelnen Hauses festzulegen. Aber mindestens ein Sterbezimmer sollte auch ein kleines Krankenhaus unter allen Umständen besitzen.

10. Urlaub für Sterbebegleitung

Eine Frau, die ein Kind gebiert, erhält Mutterschaftsurlaub. Das ist eine soziale Errungenschaft unserer Zivilisation. Ein Mensch, der einen nahen Angehörigen in den Tod begleiten will und dafür Urlaub erbittet, ist auf den guten Willen seines Arbeitgebers angewiesen und stößt in vielen Fällen auf Unverständnis. Es scheint mir an der Zeit, das zu ändern.

Ein Kind braucht seine nächsten Angehörigen, wenn es

zu leben beginnt. Deshalb erhalten diese Urlaub, um ihm in den schwierigen ersten Wochen zur Seite zu stehen. Ein Sterbender braucht seinen nächsten Angehörigen genauso, wenn er das Leben verläßt. Deshalb sollte auch der dafür Urlaub erhalten. Wir dagegen gewähren ihm höchstens Urlaub zum Begräbnis, um dem Verstorbenen »die letzte Ehre zu erweisen«. Davon hat dieser jedoch nichts.

Eine Änderung dieses, wie mir scheint, un-menschlichen Brauches läßt sich durch folgende Maßnahmen erreichen:

1. Der Angehörige bekommt einige Tage — höchstens eine Woche — bezahlten Urlaub für die Sterbepflege. Dafür fällt jeder Anspruch auf bezahlten Urlaub anläßlich einer Beerdigung weg. Wer daran teilnehmen will, muß unbezahlten Urlaub dafür nehmen.

2. Der Angehörige erhält einen Anspruch auf unbezahlten Urlaub für Sterbepflege in einer Länge von höchstens vier Wochen. Die Kosten hierfür trägt zur Hälfte die Krankenkasse (die dafür ja Kosten bei der beruflichen Pflege des Sterbenden spart), zur anderen Hälfte der Angehörige selbst. Da es sich hier um ein Gebot der Menschlichkeit handelt, erscheint angesichts der großzügigen Urlaubsregelung und der ständig zunehmenden Freizeit für jeden Bundesbürger ein derart geringes Opfer vertretbar.

X. Anhang

1. Anschriften und Formulare bundesdeutscher Organisationen

Die Anschriften der in diesem Buch erwähnten beiden bundesdeutschen Gesellschaften, die sich für eine Zulassung der Sterbehilfe in der Bundesrepublik einsetzen und bei der Abfassung einer »Verfügung unter Lebenden« behilflich sind, lauten:

1. **Deutsche Gesellschaft für Humanes Sterben (DGHS) e.V.,**
   Klauckestr. 6, D-8900 Augsburg, Tel. 0821/36128

2. **Humanistische Union e.V.,**
   Bräuhausstr. 2, D-8000 München 2, Tel. 089/226441

Patientenverfügung

(Formular zur Einwilligung in eine Heilbehandlung gem. § 226 a StGB in Verbindung mit § 133 BGB)

A

Formblatt A der Deutschen Gesellschaft für Humanes Sterben (DGHS) e. V., Postfach 110529, 8900 Augsburg, Telefon 0821/36128

Personalien

Vor- und Zuname ______________________________

Geburtsdatum ______________________________

Anschrift ______________________________
(Straße, PLZ., Ort, Tal.-Nr.)

Krankenkasse ______________________________
(Anschrift der zuständigen Geschäftsstelle)

I. Sollte ich außerstande sein, meinen Willen zu äußern, so verfüge ich gem. § 226 a StGB im voraus folgendes:

1. Ich setze es als selbstverständlich voraus, daß mir meine Schmerzen stets genommen bzw. gelindert werden. Haben zwei Ärzte diagnostiziert, daß ich mich in einem unaufhaltsamen Sterbeprozeß befinde, so verfüge ich, daß mir die schmerzstillende Medikation ungeachtet der möglichen Beschleunigung der Herbeiführung meines Todeszeitpunktes in ausreichender Dosis gewährt wird.

2. Die Anwendung lebenserhaltender Maßnahmen hat zu unterbleiben, wenn
   a) nach menschlichem Ermessen ein Sterbeprozeß eingetreten ist, wobei gem. 1 hinsichtlich der Diagnose zu verfahren ist;
   b) nur eine geringe Aussicht besteht, daß ich mein Bewußtsein wiedererlange;
   c) nach menschlichem Ermessen eine hohe Wahrscheinlichkeit dafür spricht, daß ich eine schwere Dauerschädigung meines Gehirns davontrage, die mir ein personales Dasein nicht mehr erlaubt;
   oder
   d) nur eine risikoreiche Operation helfen könnte. Unter einer risikoreichen Operation verstehe ich eine solche, bei der die Wahrscheinlichkeit, daß ich sterbe, mindestens mit 80 % nach menschlichem Ermessen zu bewerten ist.

Die genannten Bedingungen gelten alternativ und nicht kumulativ.

Ich habe diese Verfügung nach sorgfältigen Erwägungen getroffen. Sowohl meine Angehörigen als auch die Deutsche Gesellschaft für Humanes Sterben (DGHS) e. V. sind bei Zuwiderhandlung ermächtigt, die ihnen zweckmäßig erscheinenden Schritte straf- und zivilrechtlicher Art zu unternehmen.
Meine Krankenkasse bzw. meine Erben können in diesen Fällen gem. § 683 BGB bzw. § 182 Abs. 2 RVO und § 184 Abs. 1 RVO Zahlungen verweigern. Diese über meinen Tod hinausgehende Vollmacht schließt die Ermächtigung zur Einsichtnahme in meine Krankendokumente durch sie oder ihre Anwälte ein. Eine Berufung auf § 203 StGB (ärztliche Schweigepflicht) durch medizinisches Personal entfällt bei Verdacht auf Zuwiderhandlungen von Ärzten gegen diese Verfügung. Auch einer Obduktion stimme ich zu, falls diese zur Erforschung der Wahrheit notwendig werden sollte.

Die Tatsache meiner Mitgliedschaft in der DGHS bedeutet, daß ich zu dieser Patientenverfügung ungebrochen stehe (Beitragsmarken umseitig).

II. Für den Fall einer Prognose, daß ich mich in einem unaufhaltsamen Sterbeprozeß befinde, möchte ich sofort über meinen Zustand voll aufgeklärt werden, auch wenn sich dadurch mein psychischer Zustand verschlechtern sollte:

ja ☐* nein ☐*

* Zutreffendes ankreuzen

(Ort, Datum, Unterschrift des/der Erklärenden)

Bezeugung:

Die Unterschrift des/der diese Verfügung Erklärenden bezeuge ich. Es sind mir keine Anzeichen bekannt, die die Willensfähigkeit des/der Erklärenden in Zweifel ziehen könnten. Ich bin mit dem/der Erklärenden weder verwandt noch verschwägert und komme als Erbe nicht in Betracht.

(Name, Institution, Ort, Datum, Unterschrift des/der Bezeugenden)

(Zur Rechtsgültigkeit eines solchen Dokumentes ist eine Bezeugung nicht erforderlich. Sie ist für Fälle der Mißachtung eine zusätzliche Sicherheit.)

Freitod-Verfügung

(C)

(Formblatt C der Deutschen Gesellschaft für Humanes Sterben (DGHS) e. V., Postfach 110529, 8900 Augsburg, Telefon 0821/36128)

Personalien

Vor und Zuname ______________________________

Geburtsdatum ______________________________

Anschrift ______________________________
(Straße, PLZ., Ort, Tel.-Nr.)

____
(Krankenkasse mit zuständiger Geschäftsstelle)

Ich mache von meinem Recht Gebrauch, den Zeitpunkt meines Todes selbst zu bestimmen.

Nach § 226 a StGB entfällt mit dieser Erklärung die Rechtsgrundlage für jeden medizinischen Eingriff.

Sollten solche Maßnahmen dennoch stattfinden, so stellen sie
a) den Straftatbestand der Körperverletzung (§ 226 a StGB) und
b) der Nötigung (§ 240 StGB) dar.

Ich bin Mitglied der Deutschen Gesellschaft für Humanes Sterben (DGHS).

Die DGHS ist unverzüglich über das Einleiten von medizinischen Maßnahmen zu unterrichten.

Die Deutsche Gesellschaft für Humanes Sterben (DGHS) beauftrage ich mit der Wahrnehmung meiner Interessen für den Fall, daß ich dazu nicht mehr in der Lage sein sollte.*

Ich habe diese Verfügung nach sorgfältigen Erwägungen getroffen.

____

Ort, Datum, Unterschrift

Bezeugung:

Die Unterschrift des/der diese Verfügung Erklärenden bezeuge ich. Es sind mir keine Anzeichen bekannt, die die Willensfähigkeit des/der Erklärenden in Zweifel ziehen könnten. Ich bin mit dem/der Erklärenden weder verwandt noch verschwägert und komme als Erbe nicht in Betracht.

Bezeugung ____

(Name, Institution, Ort, Datum, Unterschrift)

(Zur Rechtsgültigkeit eines solchen Dokumentes ist eine Bezeugung nicht erforderlich. Sie ist für Fälle der Mißachtung eine zusätzliche Sicherheit).

Ich habe heute meinen Freitod eingeleitet:

____

(Ort, Datum, Unterschrift)

* Die Deutsche Gesellschaft für Humanes Sterben (DGHS) e.V. ist um einen Schutz des hier erklärten Willens nur dann bemüht, wenn zwischen der Unterzeichnung dieser Verfügung und der Durchführung des Freitodes mindestens 1 Jahr vergangen ist.

DUPLIKAT

(bei Personen Ihres Vertrauens zu hinterlegen)

PATIENTEN-VERFÜGUNG

von

NAME ....

VORNAME ....

GEBURTSDATUM ....

STRASSE ....

WOHNORT ....

TELEFON ....

Folgende Personen bevollmächtige ich, für mich die Einwilligung zu medizinischen Eingriffen zu geben. Sie sind im Fall von Lebensgefahr zu benachrichtigen. Der behandelnde Arzt darf an sie Auskunft geben:

....

....

....

....

....

....

....

Ich verfüge gegenüber meinen Ärzten:

Ich wünsche einen menschenwürdigen Tod und bitte meine Ärzte, mir dabei zu helfen. Ich erkläre deshalb, daß ich mit einer Intensivtherapie oder Reanimation nicht einverstanden bin, falls ich in einen Zustand dauernder Bewußtlosigkeit durch schwere Dauerschädigung meiner Gehirnfunktionen (Decerebration) gerate oder wenn sonst lebenswichtige Funktionen meines Körpers auf Dauer ausfallen. Ich verfüge: Die Therapie ist einzustellen, wenn mindestens zwei Ärzte festgestellt haben, daß ich kein menschenwürdiges Leben mehr führen kann und meine Schädigung nicht mehr zu beheben ist.

Ich wünsche ein menschenwürdiges Sterben und bitte meine Ärzte, mir dabei zu helfen. Ich erkläre deshalb, daß im Falle einer zum Tode führenden Krankheit von allen lebensverlängernden Maßnahmen abzusehen ist; insbesondere lehne ich ein Leben in Abhängigkeit von Maschinen, Schläuchen oder ähnlichem ab. Mindestens zwei Ärzte müssen den tödlichen Verlauf (infauste Prognose) meiner Krankheit festgestellt und prognostiziert haben.

Ich wünsche ein menschenwürdiges Dasein, solange ich lebe, und bitte meine Ärzte, mir dabei zu helfen. Ich erkläre deshalb meine Einwilligung in eine ärztliche Therapie der Linderung von Leiden und Schmerzen, auch wenn hierzu benutzte Medikamente zur Bewußtseinsausschaltung führen oder wegen ihrer – vom Arzt nicht beabsichtigten – Nebenwirkungen zu einem früheren Tod führen sollten.

Diese von mir eigenhändig und im Vollbesitz meiner geistigen Kräfte abgegebene Verfügung bitte ich zu meinen Krankenunterlagen zu nehmen. Sie stellt für die hier bezeichneten Krankheitsfälle meine Einwilligung nur zu den angeführten ärztlichen Maßnahmen dar. Zu Maßnahmen, die dieser Verfügung widersprechen, verweigere ich ausdrücklich die Zustimmung.

Die namentlich aufgeführten Personen, die für mich die Einwilligung zu medizinischen Eingriffen zu geben bevollmächtigt sind, werden auf die Einhaltung dieser Verfügung achten.

ORT ....

DATUM ....

UNTERSCHRIFT ....

Ich bestätige, daß Frau/Herr ....

....

diese Verfügung eigenhändig unterschrieben hat.

NAME ....

ANSCHRIFT ....

UNTERSCHRIFT ....

Dieses Muster einer **Patienten-Verfügung** wird unseren Mitgliedern und Interessenten zur Verfügung gestellt. Die HUMANISTISCHE UNION hat seit 1978 die Diskussion über die Rechte der Kranken und Sterbenden, wie sie in den Europaratsbeschlüssen von 1976 festgelegt sind, aus den juristischen und medizinischen Fachzeitschriften in die Öffentlichkeit gebracht. Texte der Beschlüsse und Literatur darüber sind in den Heften 36 und 52 der Zeitschrift „vorgänge" (Bezugsadresse: Humanistische Union) zu finden.
Es geht hier nicht um „Tötung auf Verlangen" gemäß § 216 StGB, sondern um humane Behandlung, wie sie dem Ärztestand nach seinem Selbstverständnis und nach internationalem Konsens abgefordert wird. Sollten Ärzte den so geäußerten Patientenwillen nicht respektieren, könnten sie wegen Körperverletzung angeklagt werden, da grundsätzlich jede ärztliche Behandlung eine Körperverletzung darstellt, die nur deshalb nicht verfolgt wird, weil die Einwilligung des Patienten vorausgesetzt wird.
Der kritiklose Einsatz moderner medizinischer Geräte muß auf ein unvermeidbares schonungsvolles Ausmaß begrenzt bleiben. Die Menschlichkeit muß bei der Betreuung von Patienten Vorrang haben.

Humanistische Union e.V.
Bräuhausstraße 2 8000 München 2
Telefon (0 89) 22 64 41–42

Humanistische Union

2. Literaturverzeichnis

Jean Améry: Über das Altern. Revolte und Resignation, Stuttgart 1979.

Jean Améry: Weiterleben — aber wie?, Stuttgart 1982.

Jean Améry: Hand an sich legen, Stuttgart 1983.

Deutsche Gesellschaft für Humanes Sterben: Sterben zu Hause, Augsburg 1984.

DGHS: Das Menschenrecht auf einen natürlichen Tod, Augsburg 1985.

Albin Eser: Suizid und Euthanasie als human- und sozialwissenschaftliches Problem, Stuttgart 1976.

Claude Guillon, Yves le Bonnier: Gebrauchsanleitung zum Selbstmord, Frankfurt 1982.

Milton D. Haifetz, Charles Mangel: Das Recht zu sterben, Frankfurt 1976.

Werner Höfer: Leben müssen — sterben dürfen, Bergisch Gladbach 1977.

Iwan Illich: Die Nemesis der Medizin, Reinbek 1977.

Elisabeth Kübler-Ross: Interviews mit Sterbenden, Stuttgart 1969.

Elisabeth Kübler-Ross: Reif werden zum Tode, Stuttgart 1975.

Elisabeth Kübler-Ross: Verstehen, was Sterbende sagen wollen, Stuttgart 1982.

Elisabeth Kübler-Ross: Leben, bis wir Abschied nehmen, Stuttgart 1982.

George B. Mair: How to die with dignity, Glasgow 1979.

R. A. Moody: Leben nach dem Tod, Reinbek 1977.

P. Moor: Die Freiheit zum Tode, Reinbek 1973.

Kenneth R. Pelletier: Unser Wissen vom Bewußtsein, München 1982.

Horst Eberhard Richter: Chance des Gewissens, Hamburg 1986.

André Ruellan: Die Kunst zu sterben, Wiesbaden 1980.

Muriel Spark: Memento mori, Frankfurt 1963.

Lydia Stephan: Du hättest so gern noch ein bißchen gelebt, Frankfurt 1986.
Anne-Marie Tausch: Gespräche gegenüber der Angst, Reinbek 1981.
»Totenbuch der Tibeter«, Düsseldorf 1976.
Rudolf Wassermann: Ein Kommentar zum deutschen Recht, in Hedeby: Ja zur Sterbehilfe, Zug 1978.